スーパー老人のヒミツは肉だけじゃない!

ジェロントロジー・ライブラリー
Ⅰ 生涯発達の条件

柴田 博

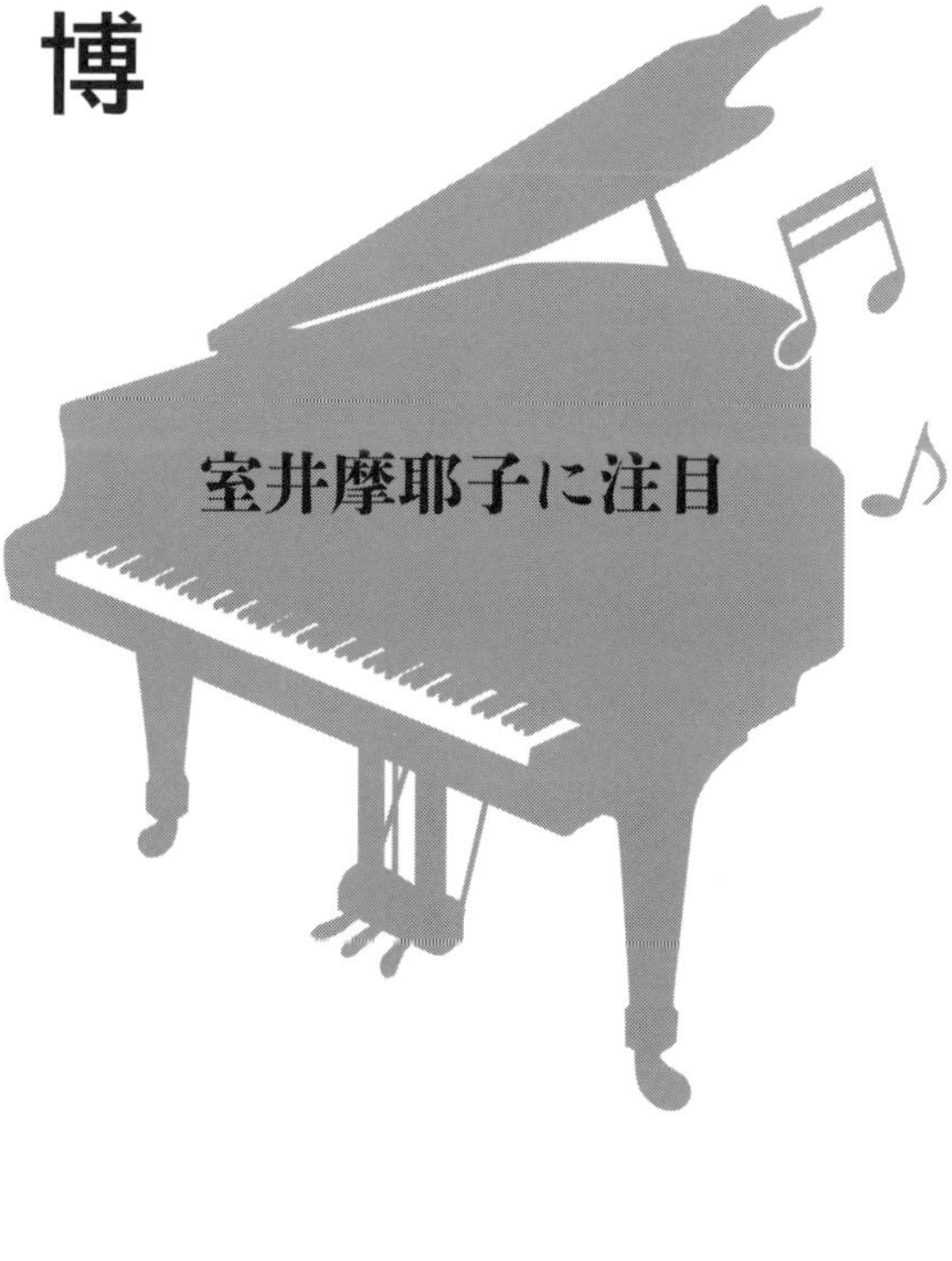

社会保険出版社

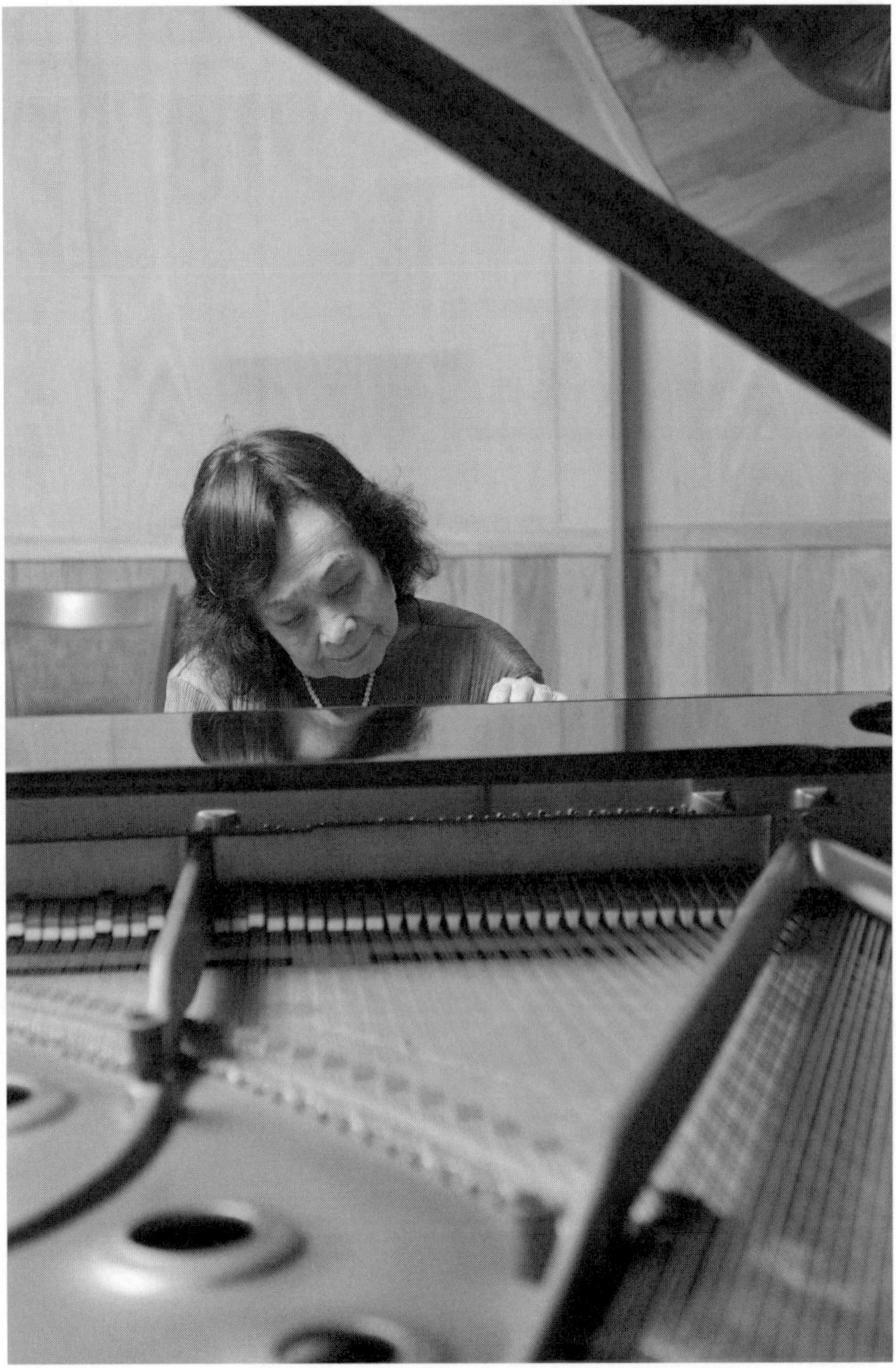

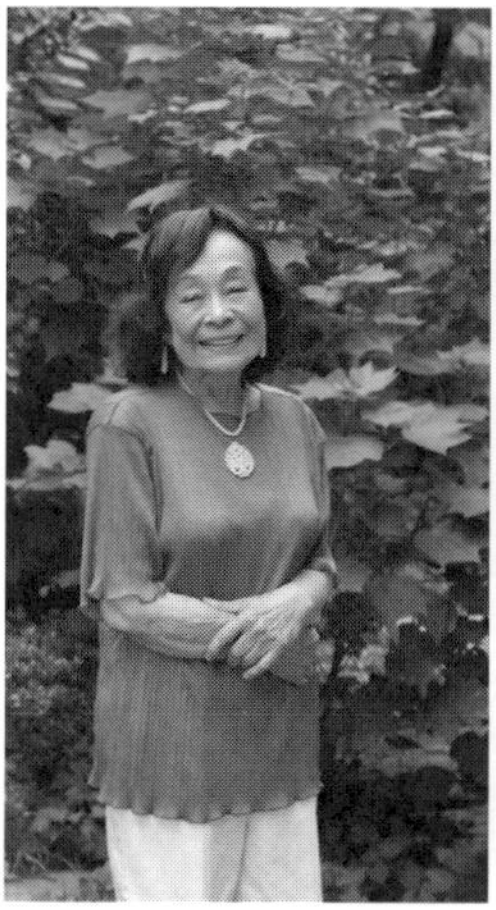 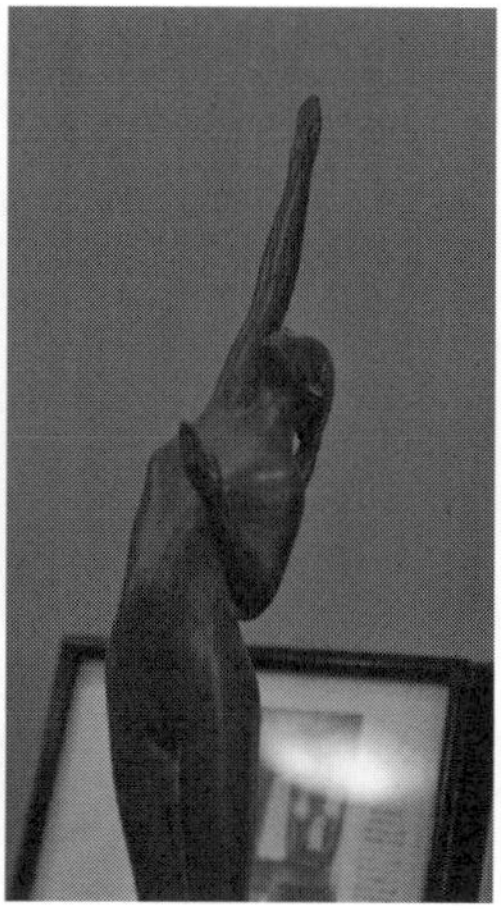 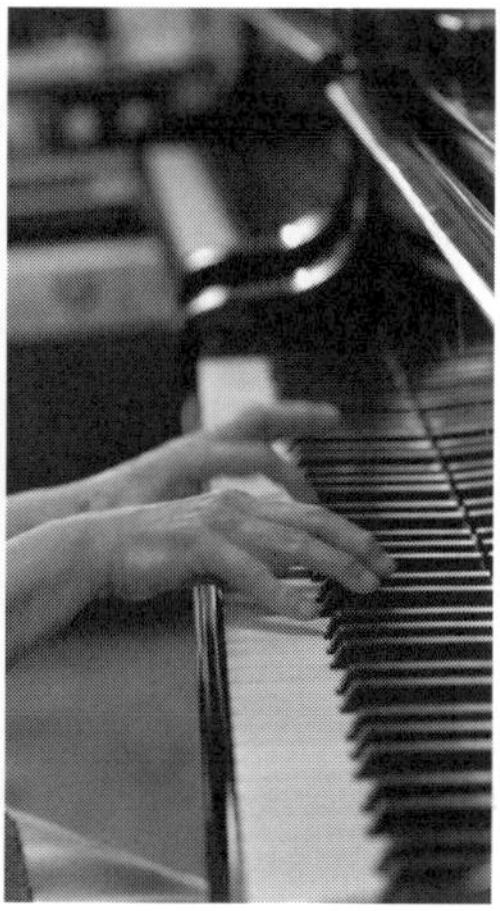

90 代の巨匠（2013 年 7 月 26 日　日本経済新聞 夕刊）

バイオリニスト　千住 真理子

日本にも 92 歳の素晴らしいピアニスト室井摩耶子さんが存在する。室井さんの奏でる音も、その歴史を感じさせる愛と慈悲に満ちた癒される音色だ。愁いを含んだその音色から、人間としての深みを感じる。しかし、どんな人でも 90 代になれば人間を超越したような音が出せるわけではないのだ。一日ごとの積み重ね、自ら決断して道を歩んで来たその足跡によって、「魂の音」の色合いも深みも味わいも、決まる。

願わくば、自分の選んだ道に誠意と信念を持ち、たゆまず努力を続け、虚勢を張らず謙虚に、卑下せず……。そんな風に私も歳を取りたい。90 代の巨匠の音色には、人間と神の間にある「摑めない雲」の存在がある。

室井摩耶子　トーク・コンサート（2015 年 3 月号　音楽現代）

津嶋りえこ

身体の自然なリズムに呼応している音楽は、流麗な音楽を創り出すと共に、奏者の健康を支えているのかもしれない。（12 月 21 日、東京文化会館小ホール）

室井摩耶子（2015 年 3 月号　ムジカノーヴァ）　野平多美

自己主張の強いベートーヴェンの記した休符の重要さと、それを表現する再現芸術家としてのピアニストの役割は、聴く者に想像力を与えるように楽譜に忠実でなければならないとも。そして、後ほどの演奏でそれは雄弁に実践された。

(1961.6.17　ドイツ・バイロイトのロココホールにて)
「モーツァルト生誕200年記念祭」に日本代表としてウィーンに派遣された(1956年・35歳)ときから日本へ戻らず、ドイツへ渡って4年目にベルリンデビューをした翌年のこと

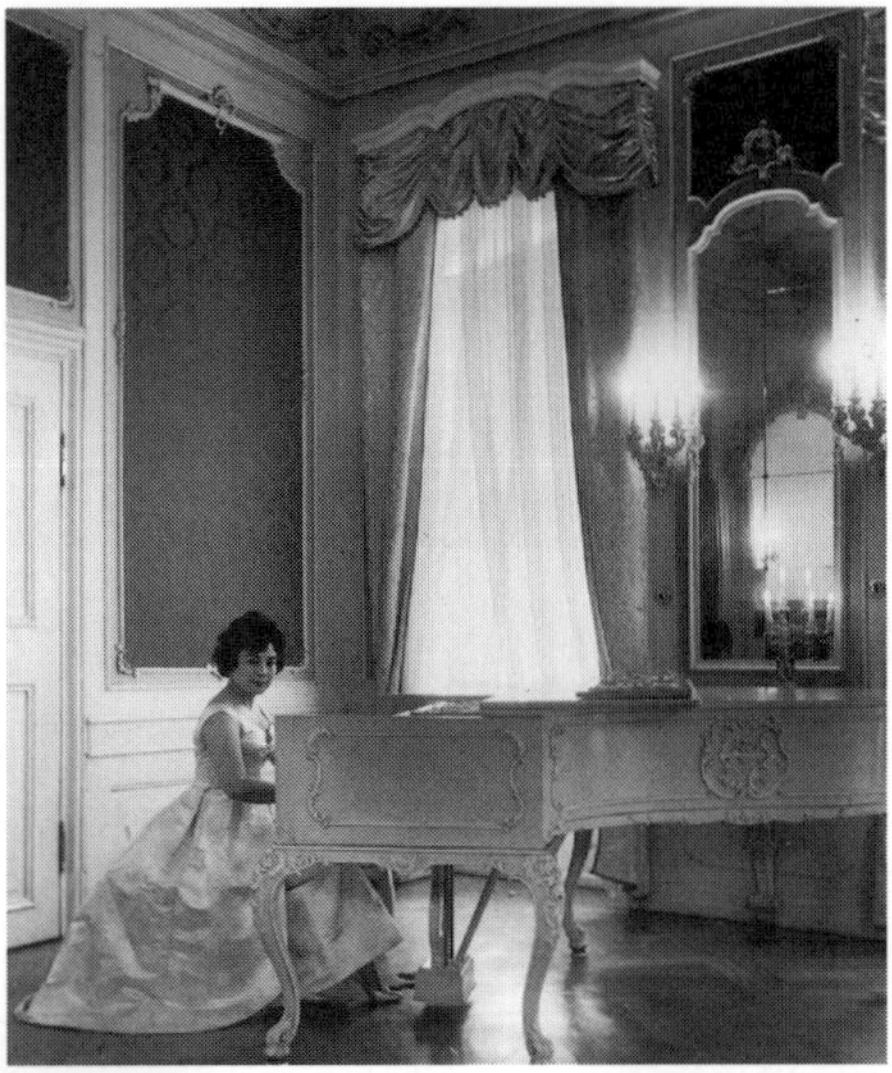

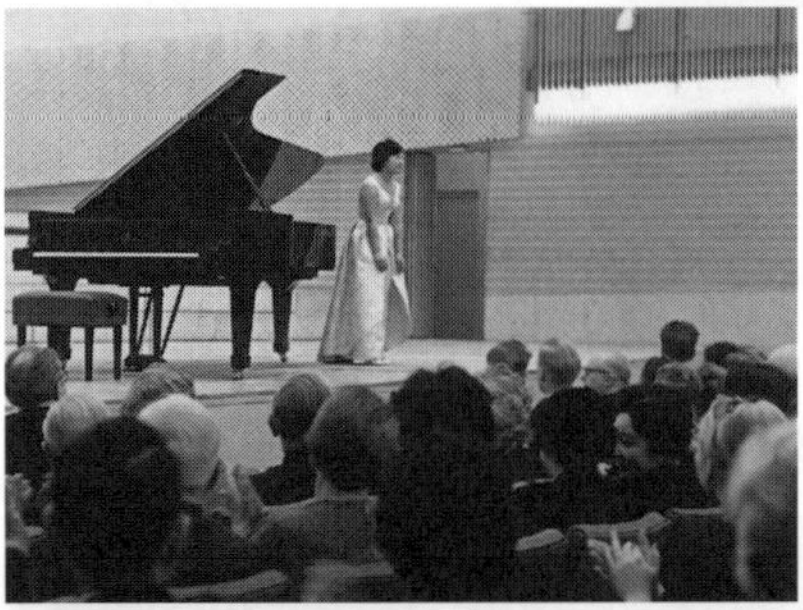

(1960年　ベルリンのデビューリサイタル)
ベートーベンを4曲並べたリサイタルで、まれに見る好評を得て、ヨーロッパにおける地位の第一歩を築いた

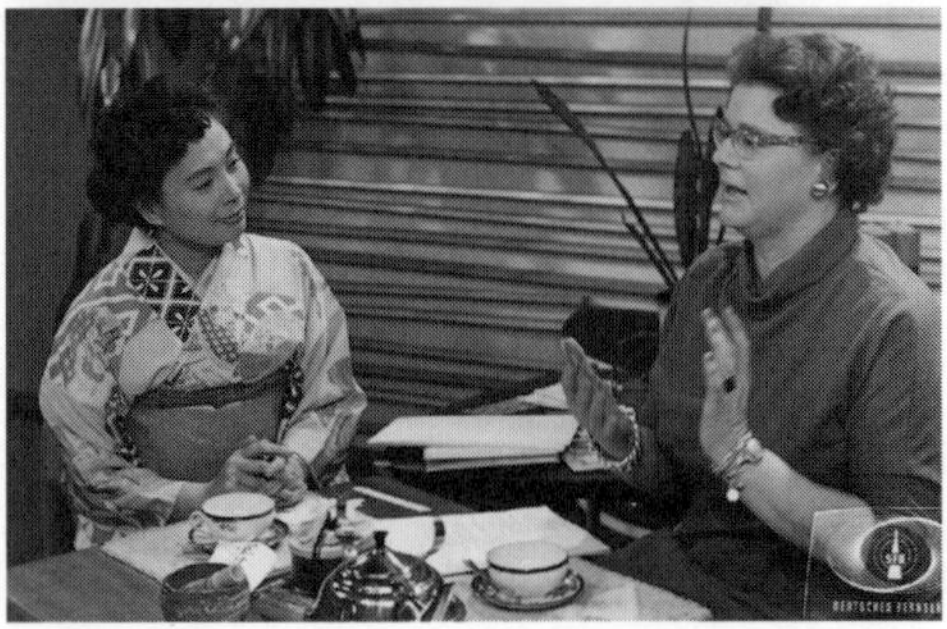

(1959.1.5　ベルリンのテレビ局にて)
着物を着ているかわいいピアニストという評判も集めていたベルリンデビュー前年のこと。バイヤーポストという"おばちゃん"相手に茶の湯についておしゃべりをして、テレビ出演も

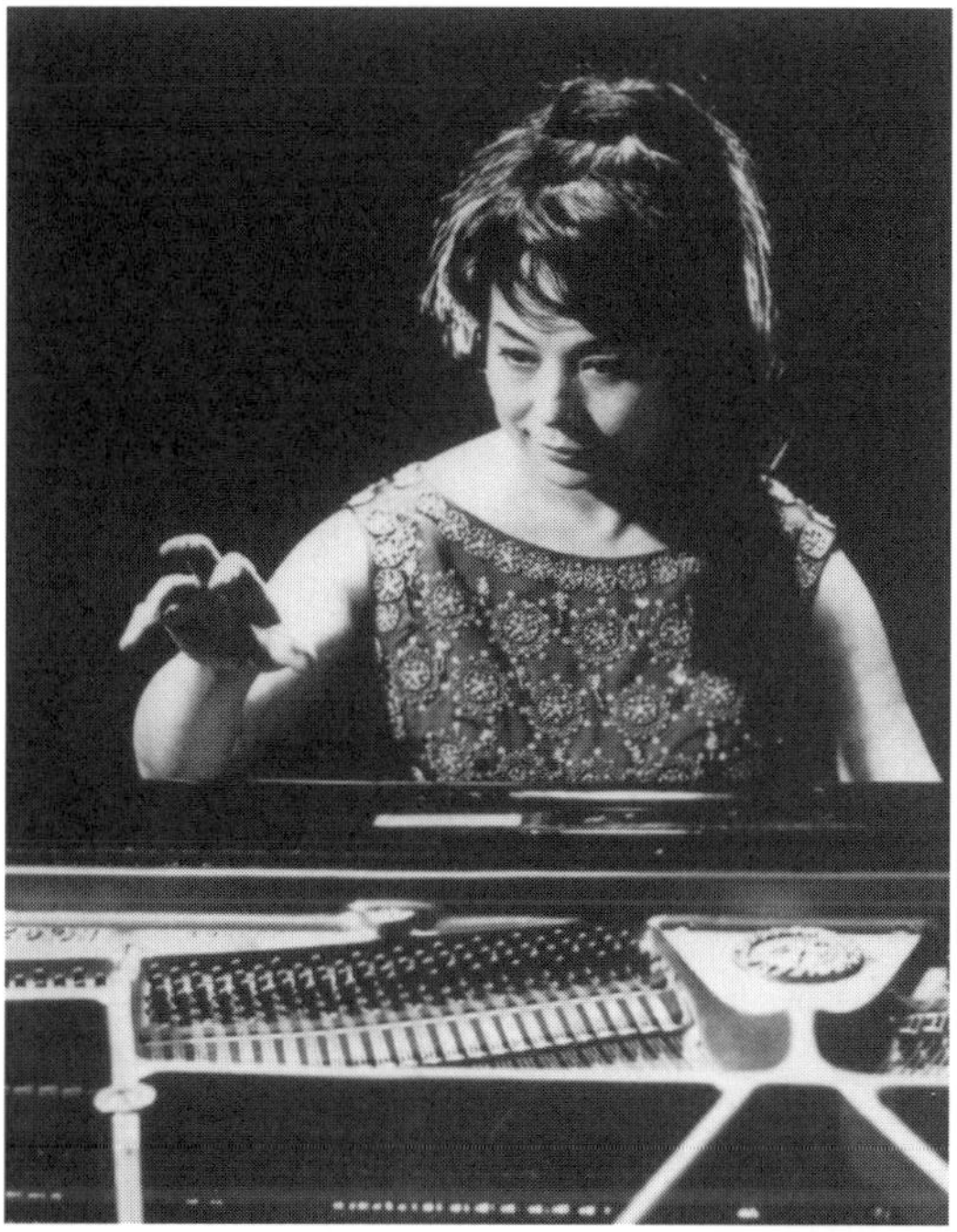

（1960年　ベルリン）
ベルリンで誇り高きドイツ人を前にベートーベンでデビューを果たした後は“プロ”。プロとなれば必要な、おじぎの仕方から長いドレスと高いヒールで舞台の上を歩く足さばきまで、すべて教わってピアニスト人生が始まった。

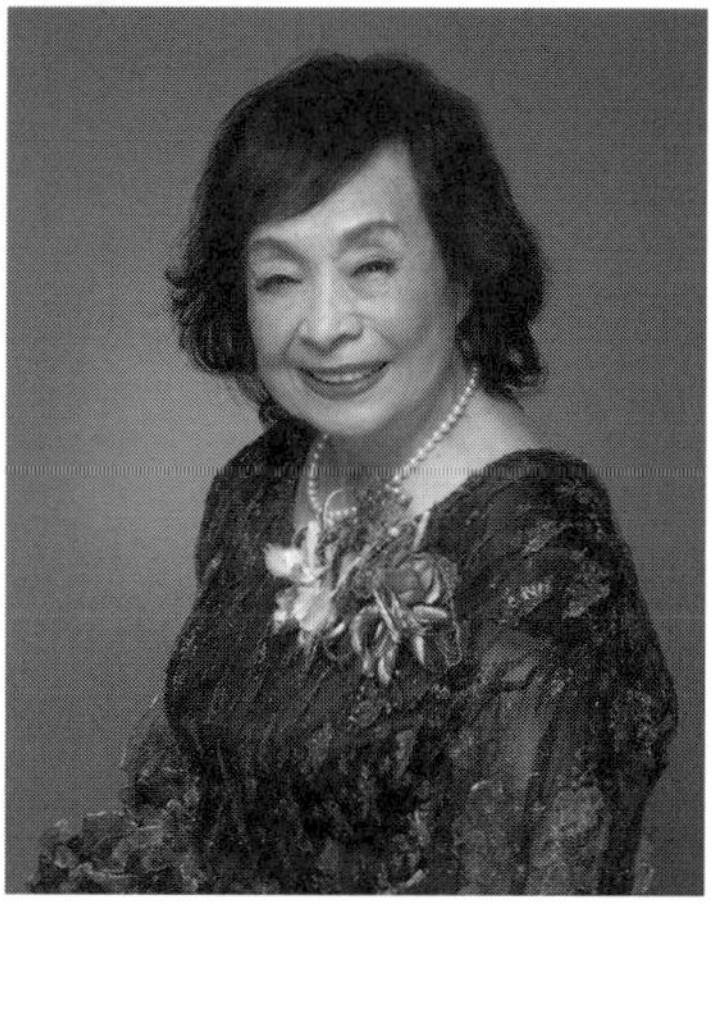

（2014年のトークコンサート用に撮影）

はじめに

わずか、ここ30年の間に、人間が齢《よわい》を重ねることの意味が一変しました。人間は生涯発達し続けることができるということが分かってきたためです。相も変わらず、一知半解の学者や為政者が、「人間が長生きになったことが不幸の元凶だ」と、かまびすしくしゃべりまくっている現況が、一方にはありますが。ともあれ、多くの人々が、「ひょっとすると、自分も生涯発達していくような人生を送ることができるかもしれない」と思い始めたことに、疑いをはさむ余地はありません。

私は、老年学（ジェロントロジー）という、20世紀に入ってスタートした学問の研究と教育を生業《なりわい》としています。医師になって半世紀、老年学と格闘してきました。その結果、生涯発達する可能性は、すべての人に備わっていることを実感するに至りました。しかし、すべての人に生涯発達が保障されているわけではありません。若さのない若者がいるように、円熟をしていない高齢者もいるのです。

生涯発達するための第一歩は、生涯発達し続けた方々の人生を通して、その秘訣《ひけつ》を学ぶことです。これまでも、そのための著書を書いてきました。しかし、まだまだ、暗中模索を続けている段階です。

今回は、世界最高齢の現役ピアニスト、室井摩耶子《むろいまやこ》さんに迫ってみたいと思います。実は、今から10年前、80歳を超えて現役で活動している方々8名をインタビューし、そのライフスタイルや生活信条を紹介する『生涯現役「スーパー老人」の秘密』（技術評論社）という一冊を上梓《じょうし》しました。この8名の中の1人が室井摩耶子さんでした。

この10年間の室井さんの道程は、平坦なものばかりではありませんでした。体調不良のためチケットを完売していたリサイタルを延期したこともありました。生涯発達は、予定調和ではありません。困難を乗り越えてきた心がまえやノウハウも、成功体験に劣らず、教示的です。

私は、生涯発達の考え方やそれを達成するための手立てを多くの方々に理解していただくための努力を行ってきました。しかし、自分自身の造詣もまだ浅く、伝える力も未熟です。そこで、室井さんの実像を借りながらであれば、多少うまくいくのではないかという思いに至ったのです。いや、あまり格好をつけない方がよいのかもしれません。ふたたび室井さんに迫ろうとする私の真情は、ミーハーな追っかけのそれにきわめて近いわけですから。

しかし、私にはこの本を通じて一つだけ明確にしておきたいことがあります。それは「何かを食べれば——」、「何かを始めれば——」、生涯、発達し続けるわけではないということ。とくに私たちには、〝○○が老化予防によい〟といわれれば、それに飛びつく傾向がありますが、「肉」だけを食べていればよいといった曲解は、ここで阻止したいと思います。

私は、40年あまり前に行った全国の百寿者の調査を通じ、肉は寿命や健康寿命を伸ばすのに大切な食品であると結論し、それを訴えてきました。20年前からは、肉と魚を1対1で摂《と》ることを主張してきました。

時代は移り、高齢者の食生活に対する考え方も一変してきました。そして、スーパー老人といわれる方々の肉の摂取量が平均より多いことにマスコミも気づき始めました。私にも、そのことを強調することを求める取材が多くなりました。

しかし、肉のみを食べていればスーパー老人になれるような思い込みは危険です。

肉をよく食べる高齢者は緑黄色野菜もよく食べています。何よりも肉をよく食べる高齢者は、体の動かし方も、頭の使い方も優れていることを学ばないと、単なる独断になってしまいます。室井さんを通して、多くの方がこれを学んでくださるはずです。

末尾ながら本書の作成に尽力された、社会保険出版社の萩原眞由美さんに感謝申し上げます。

目次

(2)何を食べ、どう暮らすのか？

写真／大槻　茂（P2・3・75・76・161）
装丁／藤元裕貴

序章　スーパー老人とは何か

人生の目標があれば、誰でもスーパー老人になれるときがきた

私は10年前に、『生涯現役「スーパー老人」の秘密』という本を上梓しました。そして今また、スーパー老人のタイトルを冠した本を書いています。そこでハタと気づきました。私はまだ、明確にスーパー老人はどういう人のことをいうのかを示したことがなかったのです。

よく、スーパー老人をタイトルとするマスコミの取材を受けます。ギネスに登録されるような高齢者のアスリートなどを取り上げた記事や番組での取材が大半です。そんなことをくり返しているうちに、同じ年代の平均を超えて、優れた体力や技能を持つ人のことをスーパー老人と呼ぶ風潮にすっかり染まっていることに気づきました。これだとスーパー老人は、きわめて特殊な人ということになってしまいます。

10年前の著書では、スーパー老人の明確な定義はしていません。しかし、スーパー

老人として選んだ各分野の8名の特徴のようなものを述べています。それは、そこそこ長生きで、生涯現役を目指し、世のため人のため、そして自分のために一生懸命生きている人ということになっています。そして、明言はしていないけれども、各々の分野である程度成功した人というニュアンスを感じさせる書き方となっています。

あれから10年たちました。十年一昔とはよくいったものです。私もいつの間にか後期高齢者になり、比較的健康に恵まれてきた体にも、確実に老化が忍び込んできています。多少、ご都合主義でもありますが、スーパー老人に対する考え方も10年前とは変化してきました。

私の現在のスーパー老人へのイメージを、長年信奉してきた長嶋茂雄さんに対する感じ方を借りて語りたいと思います。長嶋さんは、私より少し年長ですが同時代を共有した方です。私の世代に熱狂的な長嶋ファンが多く、しかも「ジャイアンツが負けて長嶋がヒットを打った日」を幸せと感ずる仲間がかなりいました。私もその一人でした。

生涯の安打数も打率もホームラン数もトップでなかった長嶋さんの人気の秘密は解明不能です。ともあれ、私は現役時代の長嶋さんをスーパーマンと感じたことはありませんでした。しかし、最近の長嶋さんを、私はスーパー老人の代表と感じています。重症の脳梗塞で命を落とさなかったのは、ご本人の強運と医療の力の賜物《たまもの》です。感服するのは、その後のリハビリテーションに対する言語に絶する努力です。私自身も、多少苦しいことに出くわしても「長嶋さんの苦労に比べれば」と心をふるい立たせることが増えてきました。

現在の私のスーパー老人の定義は、人生の目標を達成するために、生まれつきの能力や経験力を最大に高めようとしている高齢者ということになります。長嶋さんのリハビリテーションへの意欲は、ライフワークを少しでも遂行しようとする意欲があったればこそと思います。

他人より優れた成果が得られたか否かはスーパー老人の条件と関係ないと思います。人生の目標を達成しようとするプロセスが大切なのです。つまり、スーパー老人になることはすべての人に可能です。今回、室井摩耶子さんを取り上げたのは、その業績もさることながら、すべての人に参考になる人生を築き上げてきたからなのです。

第1章

どうすれば
スーパー老人になれるのか？

(1) 室井摩耶子《むろいまやこ》という女性に注目してみよう

世界最高齢の現役ピアニスト

室井摩耶子さんは、間違いなく、現在、世界最高齢の現役ピアニストです。インターネットで現役最高齢ピアニストのキーワードを検索すると、現れる画面は室井摩耶子一色で塗りつぶされています。１９２１年（大正10年）生まれの95歳ですが、年に数回リサイタルを開き、チケットはすぐ完売します。ＣＤの収録も精力的に行っています。２０１３年には、自らの歩みをふり返り、これからの芸術家としての人生に対する熱い思いを語った著書を2冊上梓されました。その圧倒的な活動内容もさることながら、それを気負わずに、軽やかに舞うようにこなしておられる姿に驚嘆を覚えずにはおられません。

先に挙げたフォーマルな活動の他に、私がまた、さまざまな仕事を室井さんに持ち込みます。私がこれまで度々室井さんを例に挙げながら、高齢者の心身の健康に肉が大切であると書いてきたために、テレビも雑誌も新聞も、きまってその好個のモデルとして室井さんを紹介してほしいと依頼してきます。いつも気が引けながら電話でお願いしますが、持ち味の豊かな若々しいお声で快諾してくれます。もちろん、私を通じた依頼はほんの一部にすぎません。室井さんの全活動を把握することは、とてもかなわぬ作業です。

生涯発達のことを語ると、「生涯現役の期間が長いのは、どんな仕事についている人か」という質問をよく受けます。10年前に『生涯現役「スーパー老人」の秘密』をまとめたとき、80歳を超えて現役で活動している方の数は、分野によってかなりの違いがありました。農業に従事している人、また、医師の中でも実地医家の活動余命が長いことが分かりました。野上弥生子さん、宇野千代さんのインパクトが強いので作家が多いと思っていましたが80歳超で現役の作家・評論家は存外に少ないことが分かりました。

音楽家と画家の比較もよく聞かれます。どちらの方が長生きしますか、どちらの方が生涯現役をまっとうしますかという質問です。16年前、東京新聞の依頼を受け、日本における長寿の芸術家を調べたときは、１０７歳で亡くなる直前まで制作活動に打ち込んだ平櫛田中《ひらくしでんちゅう》さんと北村西望さん（１０２歳没）という二人の彫刻家がいました。89歳で亡くなった横山大観さん以上に長生きした日本画家も６名を、93歳で亡くなった鈴木信太郎さん以上長生きした洋画家も６名を数えました。長寿に恵まれた画家は、この後も続きます。最近立て続けに著書が発売されて評判の、墨を用いる抽象美術家の篠田桃紅さんも１０３歳で現役真っただ中です。

しかし、音楽家は、92歳の現役指揮者、朝比奈隆さんのみでした。朝比奈さんはその翌年93歳で生涯現役のまま人生の幕を閉じました。時間芸術である音楽は、空間芸術である彫刻や絵画に比較して、生涯現役をまっとうするのが難しいことを感じさせます。

世界には、指揮者を引退した後もっと長生きした人はいます。しかし、現役を貫いたという意味では、朝比奈さんは世界一長寿の指揮者ということになります。京都大学の２つの学部を卒業し、音楽大学を経験していない彼の音楽人生はきわめて興味深いものです。彼は若いときに、音楽の師である白系ロシア人のメッテルに、バイオリニストから指揮者に転向したらどうかとアドバイスをされ、「バイオリニストには年齢の限界があるが、音楽の指揮は生涯発達する」という悟しを受けています。この教えに従って、生涯、音楽の指揮に身をていしたわけです。

しかし、世界的に見ても、長寿で現役をまっとうしたピアニストは少数です。別格としては、99歳まで現役で活動を続けたポーランド生まれのホルショフスキーを挙げることができます。ベートーベン演奏家として有名なバックハウスは、85歳で死亡する1週間前まで演奏をしていたことで有名です。同じく長寿で現役だったルービンシュタインについては、後で詳しく述べたいと思います。収録したものとしては86歳のものが最後ですが、89歳まで演奏していたと記録されています。

こうして見てくると、95歳の現役ピアニストという室井さんは、日本のみならず、世界の金字塔ということになります。まさしく、存在しているだけで、人類に貢献しているといえるでしょう。

まだまだ成長途中という発想が、生涯発達の神髄

10年前、室井さんにインタビューし、何か生活信条としていることがありますかという質問をしたことがあります。お答えは「いつも年齢の数字はあまり頭になく、ともかく音楽中心の生活で『今日』、『今』、そのために一生懸命生きている」ということでした。

実はこの言葉を、そのときは十分理解できませんでした。もう、功成り名を遂げたのだから、自分が完成した音楽の境地をゆっくり慈しむということがあるのではないか、という思いがしきりに湧いたのです。駆け出しのピアニストのように、〝今〟を一生懸命生きているというのは、大家の謙譲の美徳のようなものではないかと内心思ったの

でした。

しかし、あれから10年を経て、凡庸な私にもそのことがかなり明白に理解できるようになりました。室井さんご自身、10年前よりもっと明確にそのことを語るようになってきたからです。お目にかかっても、ご著書を拝読しても、「年をとることは、衰えていくことではなく、成長していくことである。それは死ぬまで続く。したがって一瞬一瞬はすべて発展途上」という主旨をいつもしっかり述べているのです。

これまで何百回、何千回と弾いた曲でも、新たに弾くときは、新しい発見があるとも語っています。それはピアノを弾くご本人の成長があるためです。すなわち、何歳になっても、何年ピアノを弾いていても、ピークはない、常に発展途上ということになります。

この言葉を室井さんご自身から発せられると、大変説得力があります。分野は異なっても、また能力のレベルは違っていても、頂上を目指して歩み続けるプロセスそのものに、生涯発達のスピリットがあるのだと考えると、勇気が湧いてきます。

生涯発達は、自然発酵するわけではなく、本人の日々の研鑽《けんさん》が必要なことはいうまでもありません。この際、嫌々やることは長続きしません。また一過性の楽しみしか感じないことにも、生涯をささげる気にはなりません。そこの折り合いが難しいのです。

長生きをして、他人に迷惑をかけず人生をエンジョイできればベストという考え方もありますが、ハンセン病の患者に生涯をささげた医師であり哲学者であった神谷美恵子さんは「やりたいこととやるべきことが一致したときが、最高の生きがいである」と述べています。

生きがいを感ずることができるような何かを見つけることが生涯発

達の第一歩といえるでしょう。

私自身は後期高齢者になっても、まだ老年学を暗中模索しています。結果として、さまざまな分野における生涯発達を体験している方々と出会います。その方々に共通しているのは、室井さんと同様の〝発展途上〟の意識です。気さくな振る舞いや謙虚な態度も共通しています。

昔から日本には、〝実るほど頭《こうべ》を垂れる稲穂かな〟ということわざがあります。西洋にも、木の実と枝の関係について、似たようなことわざがあります。洋の東西による発想の違いは、この点に関してはあまりないようです。

幼いときから好奇心、冒険心、行動力のかたまり

室井さんの長い人生は、ふつうの人ではあまり経験しないようなエピソードに満ちあふれています。10年前、はじめてインタビューしたときから私の心を離れない、幼少時のエピソードも多々あります。その後の室井さんの人生を象徴するかのような、スリリングなものであったからです。

室井さんは成城学園の小学校に入学しましたが、そのとき住んでいたのは高田馬場でした。学校へは電車通学、高田馬場駅から、今のJR山手線に乗って2駅目の新宿駅へ行き、小田急線に乗り換えて成城学園前へ行く今と同じコースです。ある日、学校の帰りに、目的駅の一つ手前の新大久保駅で下車してしまいました。駅の構造が似ているので間違えたようです。歩けども歩けどもわが家は見つからず、また駅まで引き返して歩いてみたりしました。親切なパン屋のおばさんが、その迷子の様子に気づき、交番に連れて行ってくれてことなきを得ました。このエピソードの後、電車を乗

り換えなくてよい小田急線の代々木上原駅のそばに引っ越すことになりました。

しかし、そこでも、大人が後で聞けば血の凍るような経験をします。学校の帰りに上り電車に乗って降りると、その電車が踏切を通過してからでないと道に出られない構造になっていました。お転婆《てんば》（自称）だった室井さんは、しばしば、その電車が通過する前に踏切を渡る冒険をくり返していたのです。ある日、いつものように大急ぎで踏切を渡ろうとすると、後ろから駅員が「あぶない」と叫びます。下り電車が駅に向かって走ってきています。乗ってきた上り電車もすでに走り出していました。2つの電車のサンドイッチ状態だったのです。

これらのことがあって、もう子供に電車通学はムリということになり、現在お住まいの成城学園前駅のそばに引っ越されたということです。

これらのエピソードを10年前に聞いたときには、電車にはさまれたエピソードの方に強いインパクトを受けました。2つの電車にはさまれて「わー、電車って大きいんだ」と感じたとか。家に帰って、母上にそれを楽しげに誇らしげに語ったことを伺って、生まれついて類いまれな冒険少女の感性を持っていたのだと感嘆したものでした。

しかし、10年間、これらの室井さんのエピソードを胸に反芻《はんすう》しているうちに、印象が少し変わってきました。後期高齢者の仲間入りをしている私は、自分の幼少時の体験を室井さんのエピソードに重ね合わせて考えるという心理操作をいつの間にか行っていたのです。電車にはさまれても平気だったのは、無邪気な大胆さではあっても、冒険心とは少し違うのではないか。室井さんの冒険心の神髄は、迷子になっても動転しなかったことの方にあるのではないかと考えるようになってきたのです。

私は、父親が今の農林水産省の役人で、鮭《さけ》・鱒《ます》の養殖の仕事についていたため、幼少時は山奥で過ごしました。終戦の前年1944年、北海道千歳市内から支笏湖へ向かって8㎞の孵化《ふか》場に移り住みました。父親がそこの責任者になったからです。そのとき、小学校の1年生でしたが、市内にある小学校まで往復16㎞を一人歩いて通いました。電車はおろかバスもありません。敗戦後は、材木を積んだトラックか米軍のジープにたまに乗せてもらいました。激しい吹雪の中で生命の危機にさらされたことが幾度かありました。しかし、不思議なことに恐怖心はありませんでした。

父親の転勤で小学校5年生の春、札幌に転校しました。ある日、学年を挙げて郊外(円山公園）に行く遠足がありました。今考えると正味30分足らずと思いますが、先生ともクラスメートとも離れてしまう迷子を経験したのです。このとき味わった恐怖心は筆舌に尽くしがたいものでした。小学校1年生から通った雪道と違い周囲は、他人とはいえ人が皆無ではありません。しかし、迷子になった恐怖心は深く、トラウマとなって今でも夢に見ます。

齢《よわい》を重ねるにつれ、新大久保駅で降りて迷子になった室井さんの経験のすごさを感ずるようになりました。改札口を出て歩けども歩けども、わが家にはたどり着かない。そこで、また駅まで戻り、わが家を探して歩き始める、これを何度もくり返したわけです。

そこには、生まれつきの大胆さのみでなく、原点に戻ってみてまた学習を始める室井さんならではの勇気があります。冒険心という平凡なことばでは表し切れない、室井さんの神髄があります。室井さんの人生の萌芽《ほうが》ともいうべき本質を、この迷子事件のエピソードは雄弁に物語っていると感じます。

90歳で新居を建てる冒険心こそ、生涯発達の賜物

室井さんの、冒険心、好奇心、行動力にはいつも驚かされますが、90歳を目前にして家を新築されたことにもびっくりしました。

10年前に伺ったときは、広いお庭のあるかなり年季の入った大きな平家でした。そこにグランドピアノを2台も置かれ、悠々自適の生活をしておられました。新築の条件は、グランドピアノが2台入ることと2階建てにすることでした。「2階で寝てみたいわ」というのがその理由です。ふつう、高齢になると2階で寝ていても1階に下りてくるものですが、このあたりも室井さんの面目躍如というところです。関東大震災を経験されたご両親は平屋を建てられたそうです。そのた

め二階屋の経験がありませんでした。はしごで屋根に登って「空気がよい、景色もいい、一度2階で寝たい」と長年願っておられました。それを実現するのが、いかにも室井さんです。新築のお宅には、エレベーターもあり、床をバリアフリー化し、2階にもトイレをつくり、将来への備えも万全にしています。きちんと合理性を取り入れているところが単なる新しもの好きと違う点です。

10年前にはじめてインタビューに伺ったとき、室井さんのご家族のことを知りました。室井さんは、61歳でヨーロッパから帰国し、母上をみとることができました。今から20余年前、父上とも同居して102歳で亡くなるまでほとんど毎日一緒でした。10年前にはスイスにお住まいの弟さんのことを話しておられましたが、その後この方は亡くなったと伺いました。この弟さんのお子さん以外に身内はおられないということです。

室井さんが家を新築された理由の一つは、耐震性に対するご配慮もあったようです。新居に引っ越されて3カ月後に東日本大震災が起こるという偶然を経験しました。室井さんに天性の予知能力があるのか、室井さんの日々の精進に天も報いざるを得なかったのか、いずれにせよ感無量です。

室井さんには、きちんとした生活設計もあります。将来何らかの事情により、施設に入居したり転居することがあっても、新築したこれを処分すれば、何とかなると考えています。若い向こう見ずの冒険家の熱情のみで生活しているわけではないのです。あたりまえのことですが。

一般に、人間は年を取るほど冒険心がなくなると考えられています。

しかし、これは必ずしも当たっていません。また自然の摂理というわけでもありません。年を取ったら冒険をすべきでないというパラダイムの押しつけによって萎縮してしまっているのです。したがって、室井さんにしろ三浦雄一郎さんにしろ、年を取っても冒険心を持ち続けている人は目立ちます。冒険心は結晶性能力を高めます。だから、このお二人に限らず、冒険心を持つ高齢者は生涯発達していきます。

初老期までは、家のローンも残り、子育ても途上であり、冒険をするにも制約や躊躇《ちゅうちょ》があります。しかし、私くらいの年になれば多くの方は、これらから解放されます。冒険で命を落としても、本質的には他人に迷惑をかけません（借金を残さない限りは）。

国を出る決意と
海外生活で得た生きる力

室井さんは、1921年(大正10年)の東京生まれです。1942年、21歳で東京音楽学校(現東京藝術大学)を首席で卒業。1943年、戦局が厳しさを増す中で大学院を終え、日本交響楽団(現NHK交響楽団)の定期公演でソリストとしてデビューし、きわめて華やかなピアニストとしてのスタートを切りました。

このように平板に書くと、いかにも、何の苦労もなくソリストとしての人生を歩み始めたような誤解を与えることになります。大学院の研究科に進んでからは、戦争が厳しくなり、旋盤工場に行って旋盤工として働きました。しかし、旋盤の仕事は、ピアノを弾くより楽だったと述懐されます。ここにも室井さんの楽天家の一面を垣間見ることができます。塗りはげた木の弁当箱にご飯と梅干しが入っていて、おかずは沢庵《たくあん》をいためたもののみでした。しかし、家で食べる毎日のご飯は、大根や芋まじりなので、工場で出される弁当はご飯山盛りなのでよかったと述べられています。ご本人は旋盤工としての生活を結構エンジョイされていた節があります。

そうこうしているうちに、やがて大学の教授が軍需省でピアノを弾いたり、コーラスの指導をしたりする仕事を世話してくれました。そこでは学生だけでなく職員の慰労のためにもピアノを弾きました。当時の成城はまだ空襲がなく、自宅でピアノの練習ができたそうです。

戦争が終わって、東京音楽学校の児童学園に就職。首席で卒業したので、将来は母校の教授となるレールが敷かれていたわけです。しかし、室井さんは、大学に入る頃から「自分のピアノには何かが足りない」と感ずるようになり、大学院を卒業する頃から、その思いが強くなりました。現代音楽に活路を見出そうとし、一時は「現代音楽の室井」と称されるようにまでなりました。

以上のような室井さんの発想は生涯発達を促す要因の一つです。生涯発達していくのは記憶力や単純動作力ではありません。概念を操作したり価値判断をしたりする結晶性能力です。この結晶性能力を高める要因の一つに〝新規性の追求〟があります。これは好奇心や衝動性が強く、新しい行動を求めるメンタリティです。

まさに、絶えず〝新規性の追求〟をしてきた室井さんの人生にふさわしい転機が訪れたのが、1956年（昭和31年）のことです。ウィーンで行われたモーツァルト生誕200年記念の国際音楽祭に日本代表として招待されたのです。もちろん、二つ返事でこれに応じました。このとき室井さんは35歳でした。ドイツ語で日本の音楽のことを語ることへの不安も、女性一人の長旅への心配も、ヨーロッパへの期待の前には吹きとんでしまったようです。

着物を持参したことも功を奏し、当地では大もてであり、ウィーン市長や内務大臣にはさまれて、堂々の親善大使の役割を果たしたことも、まさに室井さんならではのことでありました。ウィーンには4カ月間滞在し、その間、本場の音楽を聴いて多くのことを学びました。日本にいるのみでは経験できないような高名な音楽家のレッスンを受ける機会にも恵まれました。

そうこうしている間に、決定的ともいえる転機が訪れました。戦争でとりやめになっていた日本とドイツの交換留学制度が復活する、という幸運に恵まれたのです。室井さんはその第1回ドイツ政府給費留学生芸術部門に選ばれ、オーストリアからそのまま、ドイツのベルリン音楽大学に留学することになりました。

この後、61歳で帰国するまで、1960年以降の約四半世紀をヨーロッパで学び活動するわけですが、そこでの多くの収穫に関しては、紙幅の関係で、ここに書き切れません。室井さんご自身の2冊の近著をお読みいただくのがよいと思います。1960年以降はヨーロッパを中心にピアニストとして活動していたわけです。1964年ドイツで出版された『世界150人のピアニスト』の一人に選ばれました。当時日本人が、このような栄に浴することは夢想だにできないことでした。

これだけ活躍されたヨーロッパから帰国する決意をされた理由も、室井さんらしいといえます。「芸術を深めるためには、どこかに腰を落ちつける必要がある。外国にいると治外法権の車のナンバーで暮らしているようなものである」というのがそれです。察するに、室井さんの場合は、日本に安住をではなく、新しい冒険を求めたというのが、本音なのでしょう。

決して孤独死を恐れない
ーそれは、孤立死ではなく、自立死ー

室井さんの冒険心を陰ながら支えている考え方の一つに、孤独死を恐れないという死生観があります。死生学という学問は1903年乳酸菌の働きを研究してノーベル賞を受賞したメチニコフによって命名されたサナトロジーの日本語訳で、メチニコフはこのとき老年学（ジェロントロジー）という名前もつくり出しました。死生学と老年学は双子の関係なのです。

しかし、老年学は人生いかに生きるべきかを扱うため、躊躇《ちゅうちょ》なく語られてきましたが、死生学の方は人生をいかに死ぬべきかを扱う学問なので、なんとなくタブー視されてきたのです。しかし、人生は、死

ぬこともきちんと考えないと生き方もうまく決められないと考えられるようになり、最近は、死生学の研究が活発です。「終活」「エンディングノート」「尊厳死」などのテーマはすべて死生学に含まれます。

今、マスコミでかまびすしく喧伝《けんでん》されているのが、いわゆる〝孤独死〟や〝孤立死〟の問題です。〝死亡して2週間も発見されなかった不幸な一人暮らし〟のキャッチフレーズが、新聞紙面や雑誌のタイトルに躍ります。そして「人間が長寿になったことが不幸の元凶である」というしたり顔の学者のコメントが記事を占めています。

「本当は一人で暮らしたいのに孤独死をして不幸に見られたくないから」という理由のみで家族と同居している老人もいます。私はこれを「幸福に見られたい症候群」と呼んでいます。

しかし、よく考えてみてください。一人暮らしをしている人は、生活機能も高く、精神的な自立心も旺盛なのです。体か心か、いずれの自立性がなくなっても一人暮らしは不可能です。もちろん、経済的な自立性も大前提です。

一人暮らしをしていれば孤独死の確率は当然高くなります。1週間に1回ボランティア活動をするほど元気な高齢者が定期会合を欠席したので仲間が見に行ったら亡くなっていた。こんな例は枚挙にいとまありません。会合が1カ月間に1回なら、1カ月近く発見されないこともありうるのです。

欧米には、ネガティブな意味を持つ孤独死という言葉がありません。日本でも孤立死とか孤独死という言葉をやめ、自立死という言葉にしようと提言する学者もいます。人間以外の動物は他に邪魔されずに死ぬ場所を探します。老夫婦か単身で生活することが基本の欧米人には、自立死が前提となっているようです。

「人生の務めを果たし雪山で命を落としても、英雄視されるかもしれない。とすると、コンクリートジャングルで一人命を落とすこともまた英雄かもしれない」、10余年前に上梓した拙著の中の一文です。

室井さんは、死について饒舌《じょうぜつ》には語りません。しかし、その短い表現の中に、冒険に満ちた人生の終末に対する覚悟を感ずることができます。「幸福に見られたい症候群」から脱皮しないと、真の生涯発達はないのです。

帰国後の生き方に
チャレンジ精神と継続の力を見る

30年近くヨーロッパで活動し、その地位を不動にしていた室井さんが、帰国を決意されたのは、61歳のときでした。その頃の日本は、60歳定年が一般的で、その後の人生を第2の人生と呼び、第1の人生とは違った生き方をよいとする風潮がありました。室井さんはすでに帰国後の30数年間日本で過ごしていますが、日本型第2の人生パラダイムとはまったく違ったメンタリティで現在に至っています。

しばらく、室井さんが帰国を決意されるに至った心境について思いをはせることにしましょう。室井さんは安住ではなく、新しい冒険を求め帰国を決意されたと先に述べました。現在の瞬間をすべて、生涯発達へのプロセスと考えている室井さんなら当然のことです。「芸術家として一人前になるためにしっかり地に足を着けたいという気持ちだった」とおっしゃいます。外国での生活では異邦人であることに、メリットとデメリットの両面あるにしても、それが一つの〝個性〟となる。「それに甘えるのが怖かった」と。帰国は、なつかしい故郷に帰る意味合いをまったく持っていなかったわけです。退路を断って新天地に向かう、まさに冒険心だけがベースにあったと想像できます。

帰国後の室井さんは、現役ソリストとして演奏活動を続ける一方、音楽教育にも大いに尽力されました。玉川大学と尚美学園大学で定年まで教鞭《きょうべん》をとりました。自宅でもレッスンを行い、渡欧前と合わせると、２０００人以上、弟子を育てたことになります。大人も子供も含まれています。現在では弟子は二人ですが、これまで育てた弟子たちが大学で教えたり、ピアノ教室を開いたりして、孫弟子もたくさんいることになります。

生涯発達における継続性の意味について述べたいと思います。最近、認知症予防のノウハウを語る本が氾濫しています。その一つとして、脳トレと称する単純な計算ドリルのようなプログラムがコマーシャリズムの波に乗っています。このナンセンスさについては、後で述べます。もう一つは第1の人生でやってきたことをリセットして新しいことに取り組まないと脳がさびついてしまうといった強迫です。新しいことに取り組むことの意義は確かにあります。しかし、それまでやってきたことを捨てなければと思い込んでしまう人々を大勢生み出しています。

考えてみると、脳を活性化することに多くの人々が関心を持つようになったキッカケは、1972年に上梓された作家・有吉佐和子の『恍惚の人』と考えられます。ボケることが老後の不安の最大のものとなりました。中高年女性へのアンケートで「死ぬならガンで死にたい。ボケずに済むから」という回答が多くなりました。第2の人生では、第1の人生でやってきたことをリセットしなければという風潮。これは宇宙開発の父、糸川英夫博士の1981年の著書の浅読みにもかなり影響されています。60歳からバレエを始めたなどのエピソードに幻惑されたのです。

私が10年前の拙著に述べている、生涯発達の秘訣は、「継続」です。室井さんを含め8名の方々に共通していたのがこれだったからです。たとえば、当時86歳だった漫画家のやなせたかしさんは、音楽活動にもたずさわっていました。ラジオの番組構成からミュージカルの舞台美術までこなしていました。若いときから作詞はしており、「手のひらを太陽に」の作詞はやなせさんによるものです。

80歳代に入ってからは作曲も始め、「ノスタル爺さん」など、ご本人による作詞・作曲の曲も発表されました。オペレッタ風の歌を吹き込んだCDも発売し、歌手デビューも果たしました。80歳代に入ってから作曲を始めるというあたりは、やなせさんならではのことです。

この8人のうちの、吉本隆明さんと吉沢久子さん、二人の文筆家の仕事への継続性はいうまでもありません。私たちの研究グループのリーダーとして、97歳で亡くなる直前まで現役をまっとうされた東大名誉教授（食品栄養学）の藤巻正生さんには、会うたびに、そのみずみずしい好奇心に驚かされました。

生涯発達には熟達という側面もあります。室井さんは、同じ曲でも演奏するたびに新しい発見をし、それが驚きであり、喜びでもあると述べられています。完成とか終結とかいうコンセプトがないわけですから、常に継続していく志向性が保たれることになります。

「人生は永遠の謎ときである」と言った糸川英夫さんも、この言葉をもって継続の重要性をきちんと表現しています。一知半解を自戒すべきです。

新しい演奏会の確立
――トークコンサートという新しいカタチ

帰国後10年あまりたって、1995年から室井さんがトークコンサートの形式を確立したことにも驚きです。私が室井さんのリサイタルに直接足を運ぶようになったのは、もう、このトークコンサートがスタートした後でした。1995年以来、これまで26回以上続けておられる計算になります。

最初は驚きました。それまで聴いていたピアノリサイタルといえば、演奏者は、笑顔も見せず冷たく一礼し、「どうせあなた方シロートには理解できないであろう」という本心をあらわにして演奏する。演奏を終えても、聴衆に笑顔を見せるのは格を下げるといわんばかりに、端正に一礼して舞台を去る。アンコール曲を弾いた後も、笑顔も見せず、言葉も発しない。

以上は一つの戯画化です。しかし、このように戯画化されるにふさわしいリサイタルを経験した方が多いのではないでしょうか。室井さんは、あるときは「べートーベンの『月光』を譜面通りに弾けばこうなります」とまず弾いて聴かせます。次に「自分の解釈で弾くとこうなります」と解説してそれを聴かせます。同時に、「他の演奏家は、また、自分とは違う解釈をして曲想の違いが生まれます」と一見初心者向けの解説のようでありながら、音楽への深い理解へと導いてくれるのです。

また、別なリサイタルでは、その日演奏する予定の曲目のさわりを弾きながら、解説されることもあります。モーツァルトのピアノ・ソナタ第11番イ長調K331の演奏に先立って、第3楽章の「トルコ行進曲」への一般的な誤解を正されました。シューベルトの4つの即興曲作品90D899の演奏に先立っては、大切な部分を演奏しながら、楽譜の表記を説明します。室井さんの造語である音楽文法を教示するために。

さすがの室井さんもトークから演奏への切り換えは疲れるそうです。左脳から右脳への切り換えを瞬時に求められるからです。人間の脳科学が進歩し、人間の脳の働きは、左脳と右脳で分業していることが分かってきました。論理的な思考や計算のようなものは左脳が、感性を働かせるようなものは右脳が受け持つとされています。左脳人間とか右脳人間とかの呼び方もあります。しかし、右脳と左脳をつなぐ組織も存在

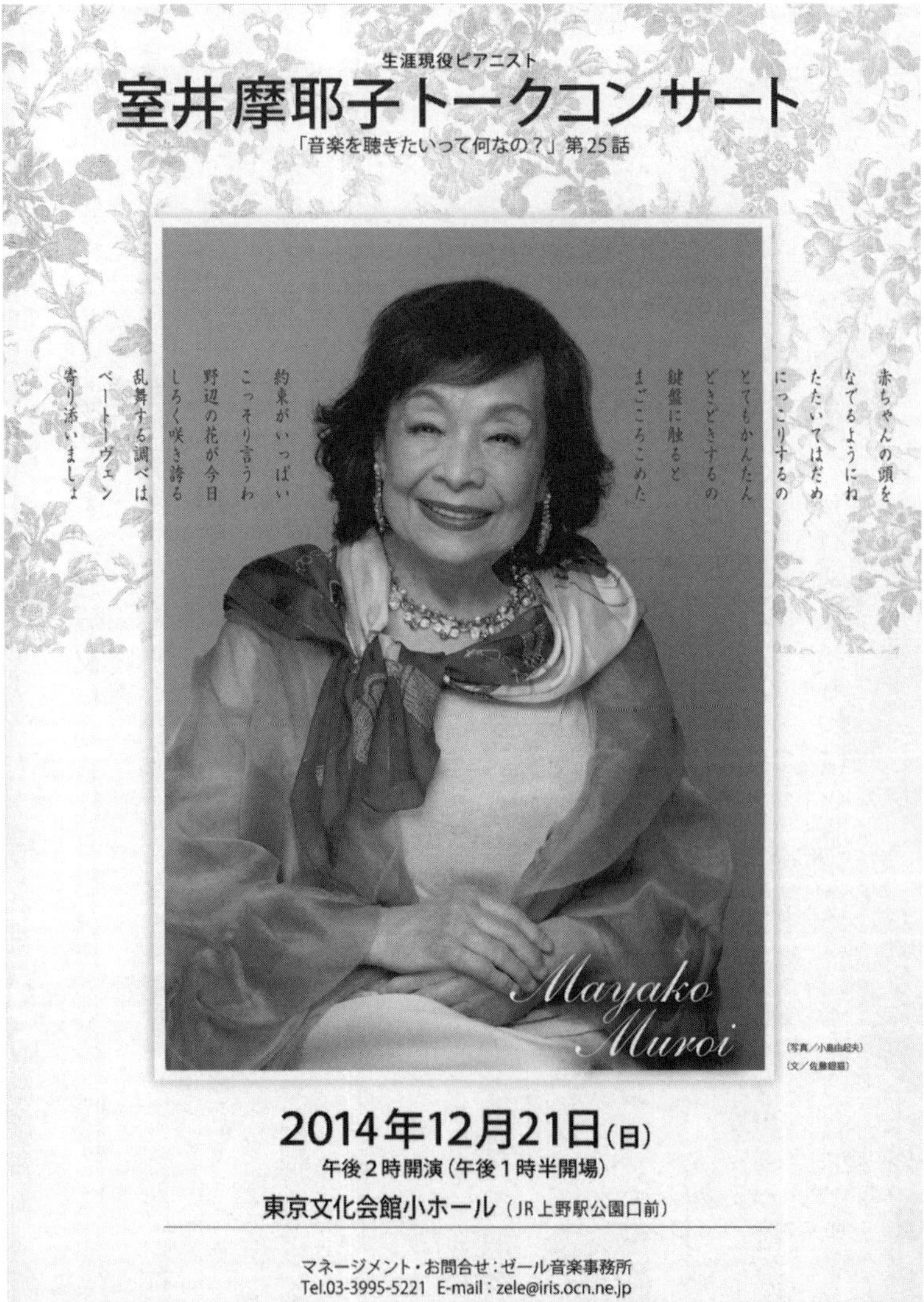

2014年のトークコンサート チラシ

し、両者は協同して脳の働き全体を司っていると考えるのが妥当です。私の知人の囲碁の高段者は、次の手を読むのは、計算や理屈ではなく、盤面のパターンを絵画的に読むのだと話しています。

私の英語の個人教師であるマロレイ・フロムさんは、マルクスとフロイトの統合を試みたエーリッヒ・フロムの孫です。後に明治大学の教授になりましたが、その前に、ロンドン大学での博士号取得のために日本に滞在し、宮沢賢治の作品と生涯に関する膨大な論文を書きました。『宮澤賢治の理想』（晶文社　１９８４年）という著作もあります。いつも賢治の法華経とアインシュタインの４次元理論の共通性について語り、それが博士論文の基調となっています。

宇宙物理学と宗教に共通根があるように、人間の左脳と右脳の働きにも共通根があるのかもしれません。室井さんの脳の中では左右の脳の働きの統合性が、次第に強くなっている可能性もあります。

(2) 何を食べ、どう暮らすのか？

食生活は好き嫌いなく多様、肉と牛乳は毎日

さて、近頃多くの方々が関心を寄せている〝長寿と食生活〟の関係について、ここで考察してみましょう。どんな食生活がよいかに関しては、かなり的外れの常識が広まっているのも事実です。半世紀近く、この方面の研究をしてきた私は、誤っている常識の方が多いとすら感じています。室井さんのように長寿で、しかも生涯発達を続けている方の食生活を学ぶことが大切です。長寿になるだけでなく、心や体の機能を高めるための食生活や栄養のこともよく学べます。

10年前に8人のスーパー老人にインタビューしたとき、その方々に共通していた特徴は、動物性食品も植物性食品もよく摂っていることでした。同世代の一般の方々と比較すれば、肉の摂取頻度が多く、魚介類の2倍くらい摂っており、そして驚くほど

果物好きでした。

室井さんもこの8人の一人ですが、ひときわ肉を大切にしていることが分かりました。今回インタビューさせていただいても、10年前と食生活はほとんど変わっておられません。若いとき身につけた食習慣を10年前も90歳を超えた現在も継続しているわけです。生涯発達の継続の意味がここにもあります。高齢になってから、昔からいわれている〝老人食〟にスイッチして長寿を達成した人はいません。

室井さんはヨーロッパに行かれる前から、かなり肉好きな方でしたが、渡航後には体の大きなドイツの女性に対抗するには、「肉を食べなければ」という意識が強くなったようです。今でも変わりませんが、毎日4時間くらいピアノを弾いていますし、リサイタルの1カ月前くらいからは1日8時間くらいピアノを弾いているのです。魚のみでは1時間くらいしかもたず、4時間以上の練習のためには肉が必須とのことです。

ヨーロッパにおられた頃は、朝食に生肉のタルタルステーキ、昼食か夕食にもヒレステーキを召し上がる毎日でした。安全性の問題があり、日本では生肉は召し上がらないそうですが、1週間のうち少なくとも5日は朝食に牛タン、ソーセージ、カモハムなどの肉を召し上がっておられる。もちろん、昼食か夕食で、毎日肉を召し上がるのでほとんど、1日2回肉を摂っておられることになります。毎朝、牛乳も飲まれています。

成城学園前駅前の店で100gのヒレステーキを購入し、家に帰って豊富な野菜と共に調理している映像はもう定番になっています。したがって、何となく、ディナーにはヒレステーキが多いのかなと思っていましたが、牛の日ばかりではなく、豚肉、トリ肉も同じくらいの頻度で摂っておられる。

このことに、ある疑問を持ちました。実はかつて舞台で活躍されていて80歳代後半に達した森光子さんの食生活を伺ったことがあります。驚いたことに、1週間に6日、ときには毎日、判で押したように1日120gの牛のステーキを召し上がっていたのです。「ひょっとすると室井さんも経済的事情が許せば毎日でも牛のヒレステーキを召し上がりたいのではないか？」という思いがふっと湧いてきたのです。

この原稿を書きながら、電話でこの疑問を直接ご本人にぶつけてみました。お答えはほとんど私の考えた通りでした。「毎日牛では財布がモーノーというのでかないません」といつもの豊潤な若々しいお声で歌うようにおっしゃるのです。とっさに、牛のモーモーを財布のモーノーにもじるあたりのユーモア感覚は、20年間におよぶトークコンサートの継続の賜物でしょうか。

室井さんはご自身を正真正銘の〝肉食女子〟と名乗っています。また「肉食人種の長寿族」とも自称しています。先ほど差し上げた電話でもおっしゃっていましたが、室井さんは、30余年前、帰国されたとき、「高齢者は野菜中心で肉を控えるべき」という日本の風潮に戸惑いを感じたそうです。しかし、私は、40年あまり前に行った日本の百寿者117名の調査をもとに、高齢者の肉食の重要性を主張していました。当時としては異端ともいえる私の見解は、室井さんにとっては、お役に立ったようです。

私が肉そのものをタイトルにした一般の方向けの著書をはじめて上梓したのは1999年のことです。この本はよく読まれました。しかしその2年後に流行した〝狂牛病〟のことにふれていないことを考慮し、絶版にしました。

現在、肉ブームが起きています。10年前に上梓したスーパー老人8名を紹介した一冊もインパクトを与えたといえます。とりわけ、この中の室井さんが、その後も肉を主菜としながら、生涯発達を体現されていることが大きな説得力となっています。

多様な食品を食べることがポイント

40年あまり、長寿のための食生活と栄養の研究を続けてきました。そして、表1に示したような指針をつくりました。この指針を最初につくったのは、今から20年前のことです。初めは、高齢者向けのつもりで「低栄養予防のための」の文言を頭につけていました。しかし、その後、この指針は現在進行している若者や中年者の低栄養の予防にも役立つことが分かってきたので成人向けにタイトルを変えました。

この14カ条の指針の考え方のベースには、できるだけ多様な食品を摂るべしという発想があります。私たちの研究で、食べている食品の種類が多い高齢者ほど、長生きもするし、寝たきりや認知症も予防できることが分かってきたからです。人間の先祖の猿人は250万年前肉食からスタートしました。しかし、木の実や果物も食べてきて、1万年前から農耕も始めたのでライオンのような肉食ではありません。65%くらい肉食の特徴を持つ雑食動物、これが人間です。

この指針では、魚と肉は1対1となっています。直近の日本人の70歳以上の平均では魚介類91・1g、肉62・6gと、まだ3対2で魚介類優位です。

室井さんやよくテレビに登場する高齢アスリートの場合、肉優位の方が理にかなっているのです。室井さんの場合、肉2、魚介類1くらいの比となっています。もちろん野菜は毎食に近く、果物も毎日召し上がっています。

[表1] 食の指針14カ条

1. 三食のバランスをよく摂る
2. 動物性たんぱく質を十分に摂る
3. 魚と肉の摂取は1：1の割合に
4. さまざまな種類の肉を食べる
5. 油脂類を十分に摂取する
6. 牛乳を毎日飲む
7. 緑黄色野菜や根野菜など多種類の野菜を食べる。火を通し量を確保。果物も適度に摂る。
8. 食欲がないときはおかずを先に食べご飯を残す
9. 調理法や保存法に習熟する
10. 酢、香辛料、香り野菜を十分に取り入れる
11. 和風、中華、洋風とさまざまな料理を取り入れる
12. 誰かと一緒に食事をする機会を豊富につくる
13. かむ力を維持するため義歯は定期的検査を受ける
14. 健康情報を積極的に取り入れる

出典：柴田　博『なにをどれだけ食べたらよいか。』ゴルフダイジェスト社、2014

好きで食べたいものがあるのが若さの秘密

室井さんは、食事の用意をすべて独力でなさっています。結果として、専門家から見ても申し分のない食生活となっています。しかし、栄養学の理論に沿っているわけではなく、食べたいものを好きなときに食べるのをモットーとしておられます。毎日「ピアノを弾いているか、寝ているか、食べているか」とおっしゃるように、食べることへの関心は深く、「トウモロコシの天ぷら」などもよくつくられるそうです。

実はこの好きで食べたいものがあるというのは、若さの要因の一つです。老化し生活への意欲が失われたり、心身の機能が低下したりするにつれ、「とくに食べたいもの」の数が減ってくることが分かっています。

また、おいしく食べれば、消化吸収がよくなるばかりでなく、腸がつくる免疫力が上昇することも証明されています。

時代は変わったものだとつくづく思います。私が医学部を卒業したのは半世紀前ですが、「消化管は体の一部ではなく、たんなる道路と考えた方がよい」と習いました。〃ほんとうの体〟に消化や吸収によって栄養素と水分を届ける輸送管にすぎないと教えられたのです。

時代は変わり、消化管はたんなる道路ではなくなりました。今では腸管は免疫力をつくるメジャー器官であることがはっきり分かってきました。腸内細菌の中のビフィズス菌などの善玉乳酸菌を増やすことは、免疫力向上に有効です。そして、この腸内免疫力を高めることは腸の病気を予防するのみでなく、全身の感染症や老化の予防につながることも示されています。ヨーグルトをはじめとする発酵食品の価値も強調されるようになりました。

また、腸管には感情があるという喩《たと》えもあります。おいしさを味わうひとときが心身を活性化させ、幸福感を高めることも分かってきました。消化管の働きを借りた感情表現は古くから日本にあります。〝腹が据わっている〟〝はらわたが煮えくり返る〟〝腹の底から笑う〟など、枚挙にいとまありません。脳や心臓のみでなく、消化管も情動と深く関係していることを敏感に感じていたわけです。

スタミナの持続には肉が必要

人間の体は、骨や筋肉などのフレームをつくる物質も、心身の機能を司る物質もすべてたんぱく質でできています。体内の一万種類以上のたんぱく質は20種類のアミノ酸という、小さな物質の組み合わせでできています。前述のように65％くらい肉食の特徴を持つ人間は、20のうち９つのアミノ酸を自力でつくることができず、食物から摂る必要があります。この９種類のアミノ酸が必須アミノ酸といわれるゆえんです。

草食動物と呼ばれる牛や羊は、草を食べて人間に必要なアミノ酸をつくる能力を持っています。よく、人間も植物性食品のみで長寿をまっとうできるという学者がいます。基本的に肉食である人間を、牛や羊と同じだと勘違いしているのです。

食品にはアミノ酸スコアが計算されています。これは、人間の体に合理的に利用される程度を示しており、牛乳、卵、肉魚は１００、大豆86、米65、小麦44となっています。しかし、生理活性には違いがあります。肉のたんぱく質は牛乳のたんぱく質（カゼイン）より、ラットのスタミナを持続させたという実験結果もあります。室井さんも高齢アスリートもスタミナの持続に肉がベストとしています。

アミノ酸スコアは同じ100でも、肉にはスタミナを高める生理活性物質がとりわけ多いのです。左に示したように、うつや自殺を予防するセロトニンの原料となるトリプトファン、脂肪を燃焼させるのに必須のカルニチン、幸福感を高めるアナンダマイドなどです。肉を食べるとスタミナが持続するという室井さんの実感は、きわめて自然なものといえるでしょう。

＜食肉の7つの特長＞

1 うつや自殺を予防するセロトニンの原料、アミノ酸のトリプトファンが多い
2 脂肪の燃焼に役立つカルニチンが多い（とくに牛・マトン・鹿）
3 抗酸化物カルノシン、アンセリンが多い（とくにトリのムネ肉）
4 吸収されやすいヘム鉄が多い（赤色の肉すべて）
5 オリーブ油に多い一価不飽和脂肪酸が5、バターに多い脂肪酸が4、サフラワー油に多い多価不飽和脂肪（リノール酸）が1の割合である
6 至福物質アナンダマイドが、リノール酸、アラキドン酸を経て豊富につくられている
7 ビタミンB1が多い（とくに豚、イノシシ）

毎日のことを自分の手で、きちんきちんと

室井さんの口ぐせは「私はピアノを弾いているか、寝ているか、食べているか」というものです。しかし、これは室井さんの特有のレトリックだろうと感じています。まず、食べるための準備を実に丹念になさっています。たとえば、ある日の朝食を拝見しても、コーヒー、牛乳、トースト、はちみつ、ソーセージ、トマトのサラダ、果物（みかん、ぶどう）と多彩です。30分しかかけていないとおっしゃいますが。もちろん、支度のみでなく、後片づけも、食器洗いもご自身でなさいます。

最近は、手づくりをせず出来合いのものをテイクアウトすることも多くなったとおっしゃいます。しかし毎日の食生活を拝見すると、コンビニ、デパ地下、駅ナカなどからでき上がったお弁当のようなものを買って済ますことはほとんどないようです。すべて食品をご自分で調理していらっしゃる。したがって、毎食の献立が多彩であるばかりでなく、日による違いもかなり目立ちます。

かつて、三浦雄一郎さんの父上、プロスキーヤーの敬三さんの生活ぶりを拝見した

ときのことを思い出します。どういうわけか、健康雑誌が敬三さんを取り上げるとき、しばしば私にもコメントが求められました。私はお陰で直接、間接に敬三さんのライフスタイルを学ばせていただきました。敬三さんは100歳を過ぎても、札幌にお住まいの雄一郎さん一家と同居すると甘えるからといって東京で一人暮らしを続け、野菜ジュースまで手づくりされているのには、ただただ感服いたしました。栄養を語りながら調理もできず、家内にいつも嫌みをいわれている私が百寿者を目指すのはとても無理と早々にギブアップしました。敬三さんに教えられた健康法のうち、舌を20回下に伸ばすことを、湯船で手の指を広げながら行うことはなんとか毎日続けていますが。

室井さんのお宅に伺うとその整頓ぶりにも目を見張ります。10年前に伺ったときは古い平屋でしたが、お気に入りの絵画などはそのまま新築の居間にも飾られています。新築のお宅もかなり広い2階建て、お一人で管理されるのはかなりのお仕事のはずです。

近年では、どのように体を使うのが老化防止になるかの研究が盛んになってきています。早くから車社会となり、電化した生活がふつうになったアメリカ社会からは、レジャーにおける身体活動が、心身の老化予防に役立つという研究が多く報告されています。日々のことで体を使う機会が減ったぶんルームランナーなどを利用し、運動量を計算している人が少なくありません。

日本の事情はかなり違います。日常生活におけるエネルギーの消費がかなりあります。アメリカのように遠いためだけではなく、リスク回避のために車を利用するしかないほど危険な場所は、限られています。したがって、日本から出される研究は生活労働が老化予防に有効だとするデータが多くなります。40年あまり前の調査でも、百寿者に共通していたのは、日常生活で小まめに体を動かすということでした。また、共同研究者である現桜美林大学の鈴木隆雄教授のグループは、ふとんの上げ下ろしに代表される和の生活動作が寝たきりの予防に役立つことを報告しています。しかし、気をつけなければなりません。先日東京都内のある会合で講演をしたとき、「アスレチックジムに通うより、廊下の雑巾がけをした方がよい」とつい調子に乗ってしゃべってしまいました。終了後、インテリ風の中年女性に「雑巾がけをするほど広い廊下のある家に住んでいる東京人はめったにいません」と、やんわりたしなめられました。

マンネリ化するという発想がない

室井さんから話を伺うたびに「何千回弾いた曲でも、弾くたびに新たな発見がある」とおっしゃいます。同じ曲を弾き続けるとマンネリ化するという発想が間違いなのです。

ピアニストに限らず、歌舞伎役者にしろ落語家にしろ、同じ演目を死ぬまでくり返し演じていくわけです。室井さんと同じ発想が根底にあるものと推測されます。

私の体験を少し話します。私は62歳で東京都老人総合研究所を退職するまで、医療の実践と研究しか行っていませんでした。たくさんの大学で講義をしていましたが、各々の大学では、年に1回のことが多く、多くとも2日間にわたる集中講義くらいのものでした。研究所の定年後、大学に移り1科目15コマを毎年くり返し教えることに強い抵抗感を覚えました。自分がテープレコーダーになってしまったような虚無感にさいなまれたのです。しかし、ある日、落語家も歌手も一生同じものを演じたり歌ったりしていることに気づきました。マンネリ化するのは自分の工夫心が不足しているからだと思うに至ったのです。

とはいえ、新しいものを始めることの意義もまた否定できません。60歳でバレエを始めたことで世間を驚かせた〝ロケット博士〟の糸川英夫さんは、10年ごとに仕事を変えてきたと述べています。万人が模倣できるわけではありませんが、その人生には興味をそそられます。

脳学者の茂木健一郎さんは、素晴らしいものに出会った時、未知の体験をした時、人間の脳は感動を覚えると述べています。感動は生涯発達の原動力です。継続とともに新しいことに挑戦することも大切なのだと思います。

室井さんは85歳からパソコンを始めました。10年前、私がはじめてインタビューしたときにはその少し前だったのでまだ始めていなかったわけです。今でも若い先生に週に2回、2時間ほど教えてもらっているそうです。今回伺ったときには、ご自分のコンサート写真を入れてパソコンで手づくりした名刺を2種類もいただきました。そして、インターネットで情報を得て助かることも多くなり、そのお陰で40年か50年ぶりにドイツに住む女性と交信できたとうれしそうに話していらっしゃいました。

デジタルカメラも始めたそうです。庭の花をパシャパシャ撮って、ブログに載せています。都会にしては大きなお庭なので「早春には桜、やがてシンビジウムが花盛りになり、バラがエネルギッシュに咲き、雨の季節は紫陽花、そしてペチュニアがここぞとばかりに咲き競っています」と近著に綴られています。

新しく始めたことではありませんが、朝日新聞、日本経済新聞、産経新聞の3紙を購読し、毎日30分くらいで見出しをパッパッと見るとおっしゃいます。気になる記事があると切り抜きもつくるそうです。経済紙を2紙も取っていることにも興味を覚えました。そして本棚にはハリー・ポッターの全7巻が。流行、人気、ニュース。世の中の動きには常に関心を持ち、高い感受性で受けとめていらっしゃるのがよく分かります。

一人暮らしをされ、クラシックを中心に演奏活動をしていると聞いて、何となく世事に疎いのではないかと誤解する人がいるかもしれません。そうでないところに室井さんの魅力があります。私などは、一つの新聞でも目を通すことが思いに任せないので、室井さんにはただただ、敬服するばかりです。

老年心理学の第一人者、大阪大学教授の佐藤眞一さんは、言語能力、理解力、推理力、発想力、記憶力などの結晶性能力を高めるための秘訣を「知的好奇心を抱き、さまざまな物事に興味を持って、常に新しい情報を取り込み、思考が硬直化するのを防ぐこと」と述べています。毎朝新聞を読みながら、気に入った記事をマーカーで囲んでいくのも有効といわれていますが、室井さんが新聞の切り抜きをつくっておられるのにも同じ効力があるのだと思います。

いつも行くデパートのフロアだけでなく、それまで足を踏み入れたことのないフロア＝秘境を訪れることでも新しい発見があると佐藤眞一さんは述べています。いつもの道の道順を変えてみるのも一つの手。題名は忘れましたが、いつも行く街に逆側から入ったら、まったく違う街に入ったように感じたことを書いた短編小説がありました。見飽きたような家並みや道路が、はじめて見るように新鮮に映るのです。普段の散策のルートを逆に歩いてみることは、脳の刺激になるものと思われます。

しかし、リスクもあります。軽度の認知障害のある人では、迷子になる可能性もあるからです。いずれにせよ、すべての冒険にはリスクがつきものですから、そのリスクを回避する工夫が大切なのだと思います。

いくつになっても、パソコン事始め

高齢になってからパソコンを始めることもない。そう思っているかもしれませんが、そうともいえない節があります。最初にそう思い直したのは、私が東京都老人総合研究所に入職したときの所長、今堀和友さんの例を見たときです。今堀さんは、私が入職した5年後、65歳で定年退職をし、その後三菱化成生命科学研究所の所長に就任、そこを70歳で退職されましたが、それから2年あまりして今堀さんにお目にかかったとき「70歳までは秘書任せだったけれども、今は自分でパソコンをやっている。自分でつくったプログラムが通るときは気持がよいものだヨ」と語られたのです。今から20年くらい前のことで、今ほどパソコンが普及していなかった頃の話です。

10年前、インタビューをした8人のスーパー老人のお一人、森岡茂夫さんの話を伺ったときも驚きました。彼は、山之内製薬の会長を退かれ相談役となった77歳のときから、パソコンを始められました。週1～2回先生について学んだそうです。1990年、78歳のときアメリカのロバート・バトラーと共に国際長寿センター（ILC）を設立された方としても有名です。ロバート・バトラーは1974年の創立の、アメリカの国立老化研究所の初代所長です。回想心理学、エイジズム、プロダクティブエイジングなどの概念の創始者です。

森岡さんは、会長職を退き相談役に就任されると同時に、国際長寿センターの仕事が忙しくなりました。相談役なので専属の秘書もいません。国内外の会議の進行シナリオをつくったり、セミナーの連絡などご自分でパソコンを駆使してなされるようになったわけです。そうせざるを得なかったからでもあります。10年前のインタビューのときは82歳でしたが、すでに5年間のパソコンの経験があったわけです。

そしてこのたび、室井さんが85歳で、パソコンを始められたことを知り、感服しました。しかし、読者の中には、ここで紹介したような、先生をつけて学べるような優秀老人の例は参考にならないと感ずる方もおられるかもしれません。

ここで、恥ずかしながら私自身のことを申し上げます。私は、昨年3月までである大学の保健医療学部長を務めていました。その大学に入職した5年前、すなわち73歳まではパソコンに触ることもできませんでした。それまでは一生懸命研究費を獲得し、そのため私設秘書が常におりました。秘書はメールをチェックし、必要な場合は私にファックスか電話で連絡するといった塩梅《あんばい》だったのです。

しかし、新しい大学では秘書を雇う研究費もなく、我流でパソコンを操作しました。生来、このような作業での私の能力は偏差値40くらいです。ネットで検索したり、データを添付してメールや出欠表を送るくらいのことしか今でもできません。この程度でも、高齢になってパソコンを始めた方々を見てこなければ、やる気になれなかったかもしれず、先輩を見習うことは大切です。

私は機器を扱うことを大の苦手としてきました。ラジオを組み立てるなどという大それた友人は異星人のように映りました。タイプも駄目で、英語の論文のタイプ打ちもすべて依頼していました。こういう私のようなタイプの人間は、年を取るとますます、機器を扱うのを苦手とするようになると思われがちです。しかし、そんなことはありません。元々ない能力が加齢によって劣化するわけもないのです。始めてみればゼロよりはましになります。

いやなことはやらない、自然主義

室井さんのモットーは自然主義。好きなことをして、好きなものを食べ、面倒くさいことはやらないとおっしゃいます。ピアノに向かうのが面倒と思ったことがないので毎日弾く。健康のために運動したりサプリメントを飲んだりはしないということです。もちろん、ここにはある意味で、室井さん独得のレトリックも含まれています。ストイックとさえいえる規則正しい生活リズムを獲得するための無意識の戒律があったのものと想像できます。

ともあれ、自分が好きなことをやっているという思いが精神衛生上、好ましいことはいうまでもありません。先日、ある中年の男優さんが1カ月間断食をして減量したことに対するコメントを週刊誌から求められました。私は「絶食に対する忍耐力は精神作用で異なる、健康のためであれ、ハンガーストライキであれ、自発的に行う断食は持続する。しかし、戦争による飢餓や介護放棄など強制された断食に人間は弱い」と述べました。

アンチエイジングではなく、生涯発達

室井さんの精神には大きな二つ特長があるということを、いつも感じています。もちろんこの二つは生涯発達の大きな原動力となっています。一つは加齢に対するポジティブな考え方です。基本的に齢《よわい》を重ねることは失っていくことではなく新たに何かを獲得し成長していくことと感じておられます。

室井さんはこれを頭陀袋《ずだぶくろ》の中身が大きくなると表現しています。頭陀袋は僧が経巻、僧具、布施物などを入れて首からかける袋のことです。加齢による心身の発達を頭陀袋の中身が大きくなることに喩えているわけです。

これはアンチエイジングではありません。アンチエイジングは成人期までに獲得したものを失うまいとする思想です。室井さんは齢《よわい》を重ね、失うものもあることを否定しません。しかし、その老いを受け入れながら、生涯発達を実践しているわけです。老いを否定するアンチエイジングとは違います。

精神的自立心が高い

室井さんの精神のもう一つの特長は自立心が高いということです。もちろん、生活機能面における身体的自立も大切です。しかし、身体的に自立していても精神的な自立心のない高齢者が大勢います。自立した生活機能を持ち、一人暮らしをしたいのに、孤独死を恐れたり、他人から孤独と思われたくないために子供との同居を選ぶ。私はこれを「幸福に見られたい症候群」と呼んでいます。パートナーや友人がいないと思われるのがいやで、一人でレストランに入ることができない若い女性も少なくないと聞きます。この「幸福に見られたい症候群」は、老若男女を問わず、日本人特有のメンタリティに起因するのかもしれません。

精神的自立度の低い高齢者が家族と同居してもうまくいきません。現在日本の高齢女性の自殺率は韓国、ハンガリー、ロシアに次いで高いのです。しかも自殺は一人暮らしや施設入居者ではきわめて少なく、子供と同居している高齢者に多いことも銘記しておくべきです。

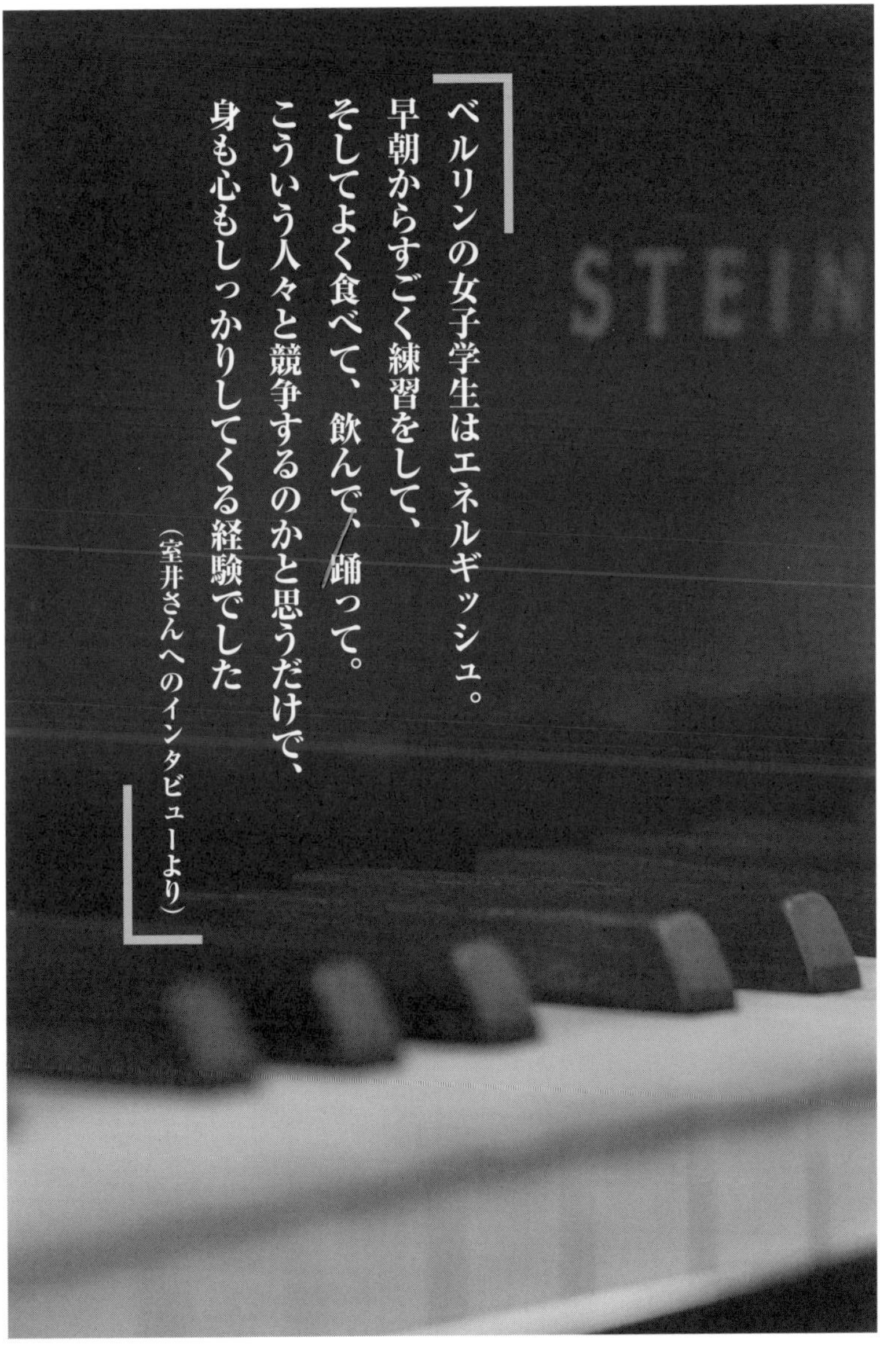

「ベルリンの女子学生はエネルギッシュ。
早朝からすごく練習をして、
そしてよく食べて、飲んで、踊って。
こういう人々と競争するのかと思うだけで、
身も心もしっかりしてくる経験でした」

（室井さんへのインタビューより）

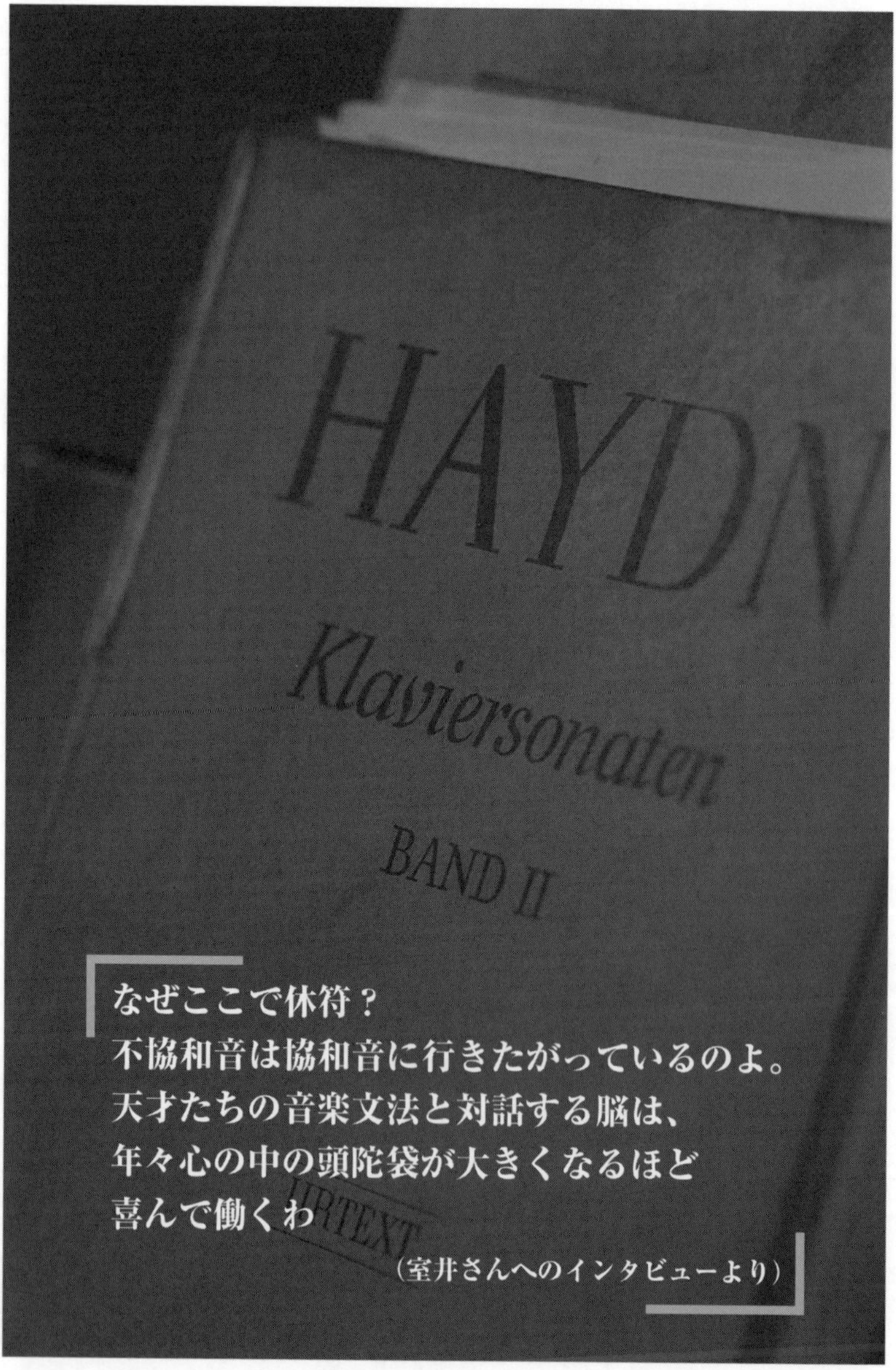

なぜここで休符？
不協和音は協和音に行きたがっているのよ。
天才たちの音楽文法と対話する脳は、
年々心の中の頭陀袋が大きくなるほど
喜んで働くわ

（室井さんへのインタビューより）

第2章

スーパー老人の条件
「生涯発達」とは？

(1) 老化研究が見出した〝加齢力〟とは

有害な老化からの意識の転換

人間がどのように齢《よわい》を重ねていくのか、また中高年はどんな問題を抱えているかを研究する学問を老年学といいます。これらのことを解明するために、自然科学や社会科学などの科学的方法が用いられます。同時に、科学では解明することができない人間の精神のありようを探る人文学も用いられます。哲学、歴史、文学、宗教などがこれに含まれます。老年学（ジェロントロジー）を人生いかに生きるべきかを学ぶ学問とすると、死生学（サナトロジー）は、人生いかに死ぬべきかを学ぶ学問です。

この二つの学問は先に述べたように１９０３年同時に双子のように生まれました。フランス、パスツール研究所の副所長であったメチニコフがジェロントロジーとサナトロジーという二つの用語をギリシア語からつくり出したのです。ジェロントロジーが創出されて以来、120年近く経たことになります。この間、人間がどのように齢《よわい》を重ねるかという点に関して、1970年あたりを境に大きくパラダイムが変わりました。その変化の理由を考える前に、そもそも老年学という学問がなぜ生まれたのかを考えてみましょう。

ご承知のように西欧の学問はギリシア時代に開花しました。その後迎えた中世は学問の暗黒時代といえるでしょう。14〜16世紀に興ったルネサンスの合言葉は「ギリシアに還《かえ》れ」でした。しかし、ルネサンス以降の学問の進歩は、統合性や包括性をモットーとしたギリシアの精神とは逆の方向に進みました。いわゆるタテ割り化とタコ壺化です。これらを促進した哲学の一つにデカルトの心身二元論もあります。人間の精神を切り離すと、人間は機械と変わらなくなります。機械だとすると部分をよく調べることにより全体がよく見えてくることになります。人間の体を臓器→細胞→分子（遺伝子）と、分析的に見ていくことが学問の主流となりました。

しかし、19世紀の中頃からこの学問のタテ割り化、タコ壺化の流れに反省が芽生えてきました。心と体をバラバラではなく統合的に見ていくことを志向した結果、医学分野では心身医学、心理学分野では健康心理学が20世紀に入って開花しました。心理・神経・内分泌学という学問も生まれました。老年学はこのような文脈の中で生まれたのです。したがって、統合的かつ学際的です。学際的とは学問の間の壁を取り除くことをも意味します。それまで別々の学問であった社会学と心理学が統合され、社会心理学が生まれたのもこのような学問のうねりの中からです。

老年学は学問の統合化・学際化を目指しましたが、初期にはそれを実行化することができませんでした。人間の加齢変化も、臓器に分け、また細胞や分子のレベルにどんどん分解してみることしかできなかったのです。臓器別に見ると、人間は年を取るにつれ、頭髪は減り耳は遠くなり、老眼も進むといった具合に衰えばかりが目立ちます。機械に喩えると部品（臓器）がすべて劣化していくのです。それを集合した人間全体も劣化していくと考えたのは当然といえば当然でした。

１９６０年代に細胞老化学の大家ストレーラーが老化の特徴を４つ挙げました（表2）。そのうちの一つは〝老化は有害である〟というものです。齢《よわい》を重ねるにつれ、人間の能力も人格も劣化して死に向かっていくと考えたのです。この後、老化に関する考え方は大きく変化していきますが、この〝老化は有害である〟という思い込みは、人々の心の中から簡単には一掃されませんでした。ともあれ１９７０年、この〝老化は有害〟説に真向勝負をかけたのが、アメリカ・デューク大学の13年におよぶ研究成果をまとめた『ノーマル・エイジング』という著書でした。老化には、正常老化に対して異常老化があり、異常老化は病気と同じように予防も改善もできるとしたのです。

このデューク大学の研究は、人間を臓器や細胞に分解するのではなく、健康に生活

［表２］ストレーラーの老化の特徴（1962）
1. 普遍性
老化は生命あるものすべてに起きる
2. 固有性
出生・成長・死と同様に固体に固有のもの
3. 進行性
突発的なものでなく進行性である
4. 有害性
機能低下は直線的に進み、死の確率は対数的に高まる

している地域の60～94歳の高齢者の全体を観察し、その変化を見ていくという方法を用いました。医学、社会学、心理学のあらゆる分野の指標を用いて、人間の加齢変化や余命への要因を観察したわけです。

この研究は1950年代にスタートしていますが、10年あまり経ってようやく一つの老化に対するテーゼを出すに至ったのです。

1960年代の臓器や細胞に分解して行う研究は、追跡調査を伴わないので結果が早く出ます。一つの臓器の細胞の数を数えるといった研究は、追跡のしようがありません。人間は1回しか死なないのですから。

このデューク大学の研究は、人間の加齢変化を医学・社会学・心理学などの学際的な方法で見ることの大切さを教えてくれました。同時に分析的に、しかも、1回しか観察できない方法で老化を語ることの限界をも示したのです。

また、1970年には後で紹介するように、人間の能力は加齢とともに「流動性能力」は低下するけれど、「結晶性能力」は上昇するという考え方が発表されました。人間としての全体的能力は、年を取っても坂を転げ落ちるように劣化するわけでなく、かなり死の直前に至るまで能力が保たれるとする「終末低下理論」も登場します。

こうして、老化研究の進展とともに、人間は人格も能力も年とともに劣化すると思われていた概念はくつがえされ、むしろ加齢とともに発達する〝力〟があり、本質的には生涯発達していくという考えが一般的になりました。

生涯発達は普遍的なもので、特殊なエリートに限られているわけではありません。もちろん、それを体現した室井さんのような方からは多くの示唆を得ることができます。

加齢とともに発達する能力とは？

人間の能力は「流動性能力」と「結晶性能力」に大別されます。流動性能力は動作性能力とも呼ばれ、この言い方の方が二つの違いが少しはっきりするかもしれません。

動作性能力は車の運転をするような能力と考えるとよいでしょう。人間の脳が生まれつき持っている能力で、この実は甘い、苦い、この場所は安全、危険など、単純なもの覚えや知覚速度、丸い石、三角にとがった山など、図形の法則の発見などもこの能力です。単純な計算もこれに含まれます。この能力は学歴などにあまり影響されません。

一方、人間には価値判断をしたり、概念を操作したりといった動作には表れない能力があります。野生動物には、流動性（動作性）能力

[図１] 流動性知能と結晶性知能の生涯発達

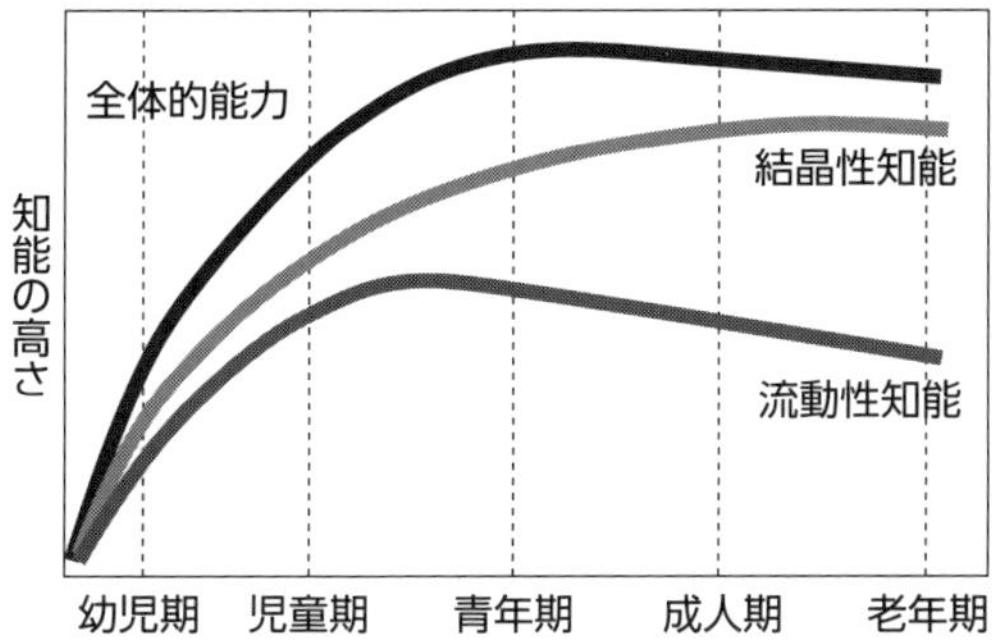

出典：
L.R. Goulet and P.B. Baltes (Eds.) Life-Span Developmental Psychology: Research and Theory. New York: Academic Press. 1970

は生存のキーとなります。しかし、自然と自分の間に社会というもう一つの環境をつくり上げた人間にとっては、結晶性能力が大切となり、学びや経験の影響を大きく受けます。単純計算のスピードは流動性（動作性）能力ですが、複雑な計算の能力は結晶性能力です。

図１に示したように、流動性能力は青年期をピークに、加齢によって徐々に低下していきます。しかし、結晶性能力は加齢とともに上昇していきます。

この2つを統合した全体的能力も生存している限り高く保たれます。

このことを、心理学の分野では「終末低下」と呼び、比較的死の近くに急速に能力が落ちるという意味です。

いったん覚えたものを生活の中に生かしていく知恵は結晶性能力なので、高齢者が優れていることになります。高齢者向けの記事は文字を避け、イラストを多用したがりますが、記憶している文字の数は、若者より高齢者の方が多いことが研究で分かっています。

1980年代に、プロのタイピストを競わせるという実験が行われました。タイプを打つ能力は、流動性（動作性）能力ですから、若い方に有利なはずです。しかし、結果は引き分け。文字を見てから打鍵するスピードは若者が勝っていました。しかし、高齢者は次の文字への予測能力が高く、引き分けに終わったのです。このように、結晶性能力が加齢による流動性能力の低下を補うことがあるのです。

さて、音楽家の演奏能力、画家の描写能力も動作性能力です。しかし、これらの芸術家の能力は生涯発達することが知られています。英知にまで高められた　動作性能力は生涯発達するといわれています。

このように見てくると、流動性能力と動作性能力は互いに補完し合って人間の生涯発達に貢献しているように思えてきます。健康寿命が最終目的のようにもてはやされていますが、寿命はいつかは尽きるし、加齢に伴なう生活機能の低下も避けられません。しかし、どんなに生活機能の低下があっても、生涯発達は可能なのです。かつて私が関わっていた地域に、寝たきりで下の世話も受けながら、月に1回、後輩の相談に乗ってあげている元経営者の方がいました。人間の支え合いは、常に双方的なものであることを知らされました。

健康オタクは生涯発達しない

世を挙げて健康ブームです。サプリメントを服用することはもちろん、ハイキングに行くことも、楽しむより森林浴を目的とするといった具合です。

定年後仕事につく理由も、「経済のため」の次に、「健康のため」がきます。趣味活動はいうにおよばず、ボランティア活動も健康のため。皮肉な批評家は、「健康のためなら死んでもよいといった観がある」というブラックユーモアを発していました。日本だけではありません。1980年代に入ってアメリカでヘルシズムという用語がマスコミに登場しました。日本語に訳すと、「健康オタク」ということにでもなるのでしょう。この〝健康オタク〟の社会的ブームはむしろアメリカの方が先かもしれません。

この社会現象には、目的と手段の倒錯がありそうです。人生には本来、その人なりの目的があるはずです。その内容は分野によって違います。作家・吉行淳之介さんの母上あぐりさんの美容の仕事であれ、日本画家・篠田桃紅さんの墨芸術であれ、室井さんのピアノ演奏であれ、人生の目的として同じ価値を持っています。

私がこれまで生涯発達し続けていると感じた方で、現在の活動を健康のためとか活動余命を延ばすためにやっているという方には、お目にかかったことがありません。

朝比奈隆さんの口ぐせは「一曲でも多く棒を振るために健康に気を付けている」でした。彼と同じスイミングプールに通っていたある方が、いかにも、オーケストラの指揮のために体調を整えているという泳ぎっぷりだと語ってくれました。

室井さんの場合も、話を伺ってもご著書を拝見しても、長生きをするためにとかピンピンコロリのためにピアノを弾いているとはまったく考えていらっしゃらないことがよく分かります。

世界保健機関（ＷＨＯ）では、すでに１９８６年にカナダのオタワ市で開催した世界会議において、行き過ぎた〝健康オタク〟的な風潮をいさめる宣言を行っています。

このオタワ宣言の白眉は、「健康は人生の資源であり目的そのものではない」としていること。健康を目的とし、人生を手段とする倒錯からは、生涯発達は生まれません。

人格的にも、能力的にも優れてくる

これまでの加齢研究において、人間の生涯発達は「人格」と「能力」の両面から研究されてきました。人は老いとともに人格がどう変化し、能力がどう変わってくるのかを明らかにしようというものです。人生の前半と後半では心のとらわれ方が異なり、「人生の正午」という説で人の生涯発達への考案を提示した、ユングの研究をもってその先陣とするのが一般的な考えです。

また、精神分析学者エリクソンは、人生のステージを乳児期から高齢期に至る8つの発達段階と想定し、各段階でそれぞれの発達課題があり、人生はそれを克服していく道のりで、人間力を獲得しながら成長し、発達し続ける一方通行の道であるといいました。高齢期に入った人間には、それまで得てきた知識や技術、知恵を結合する力と、老いていくことへの絶望感との葛藤があり、それを克服することにより、高齢者は英知を獲得するとしています。

このような精神分析学を中核とした研究と提言が、主に人の〝人格面〟における発達を語ってきたことに対し、〝能力面〟の研究は遅れをとっていました。能力面の研究にはドイツ発達研究所のバルテス夫妻が大きく貢献しています。夫妻は、ベルリンにおける高齢者の追跡調査をベースに独自の発達理論を確立しました。これは一口でいうと、生涯発達は、老いによる喪失を伴いながら獲得していくとする理論で、老化による喪失を拒否するアンチエイジングとは本質的に異なります。

バルテスの著作に、79歳になったピアニスト、ルービンシュタインのインタビューが載っています。高齢になったルービンシュタインが、ますます円熟し、若いときよりもピアノ演奏の質が高くなった秘訣を聞かれ、次のように答えています。

（ⅰ）演奏する曲目のレパートリーを減らしていること（選択）。

（ⅱ）少ないレパートリーに絞って、集中的に練習すること（最適化）。

（ⅲ）指の動きが遅くなったぶん、テンポに緩急をつけて演奏していること（補償）。

まさに、時速の低下したベテラン投手がチェンジアップを交ぜて勝つ手法です。

このバルテスの著書が出される以前に私は興味深い体験をしました。私は長い間、ルービンシュタインが78歳のときに演奏したショパンの「夜想曲」を愛聴していました。疲れたときもこれを聴くと癒やされる思いでした。しかし、ある日息子がこれを勝手に持ち出し、紛失してしまったのです。あわてて注文しましたが品切れでした。あちこちのＣＤショップを探しているうちに、ルービンシュタインの同じショパンの「夜想曲」のＣＤを見つけ、購入して帰りました。

しかし、それを聴いて驚きました。紛失した方を年代もののワインとすると、新しく購入した方はボージョレー・ヌーボーのような感じで、大きな失望感を味わいました。調べてみると、こちらは62歳のときの演奏でした。しかたなく、レコード関係の雑誌に定価の1.5倍で求める広告を出し、ようやく1年後にそれを入手することができました。

それからずい分後のことになりますが、私は、大学2年生対象の老年学講義のとき、このルービンシュタインの62歳のときと78歳のときの演奏ＣＤ、「夜想曲」第1番の初めの部分のみを聴き比べてもらいました。1分間聴いてもらうと60％、3分間聴いてもらうと80％がいずれの方が晩年のものかを当てました。私が感じたくらいの違いは若者にも分かるもののようです。もっとも、私が解説した後聴いてもらったわけですが。

味覚はよく分かる生涯発達の例

人間の味覚には、甘味、塩味、苦味、酸味、辛味の5つがあります。最近はこれにうま味を加える人もいます。人間の味覚が加齢によってどう変わるかも老化研究のテーマの一つで、生理学関係の本にも老年学関係の本にも、「味覚は加齢に伴ない低下する」と書かれています。

しかし、ここで疑問が湧いてきます。考えてみれば、シェフと呼ばれるようになるまでには、かなりの年数がかかり、年齢も重ねているのではないでしょうか？ ソムリエも田崎真也さんのように若くして頂点を極める人はむしろまれで、ソムリエのイメージも中高年が多いのではないでしょうか？

実は、個々の味覚への鋭敏度は、若者の方が優れています。生後間もない乳児や野生の動物は甘味しか愛《め》でません。酸味は腐敗、苦味は毒の味です。甘味以外の味覚は、人間の経験と学習により培われるのです。人間以外の動物は、「コクがあるのに切れがある」とか「違いが分かる◯◯ブレンドコーヒー」などとはいいません。

そして何よりも大切なことは食物や飲物の味は総合的なものであり、個々の味覚に対する鋭敏度を単純に合計したものではないということです。したがって、味覚は生涯発達していくものなのです。

加齢によってもっとも低下しやすいのは苦味です。年を取ると、若いときには苦くて食べられなかった山菜を賞味できるようになったりします。私自身は、若いときは日本酒が大の苦手でした。しかし、70歳を境に日本酒党になりました。日本酒がおいしくなったためもありますが、それだけでなく、味覚の加齢変化の影響も大きいと感じています。

人間の味覚を先に述べたカテゴリーでいうと、個々の味覚に対する官能は流動性能力に属します。しかし、食物、酒、また香りなどを味わう能力は結晶性能力と考えられます。生涯発達するゆえんです。

「生涯発達」は、スーパー老人になる必要十分条件

味覚の例からも分かるように、老化と発達が両立するのが生涯発達であり、誰にでも振り返ってみれば若いときにはなかったよさや能力が年とともに備わってきているところがあるのではないでしょうか。老いはその人の価値を劣化させ、〝老いぼれ〟させるもの。そんな考え方を真っ向から否定し、老いとともに備わる〝円熟〟の魅力を解き明かしてくれたのが「生涯発達」という概念です。

室井さんを筆頭に、スーパー老人だと賞賛したくなる人を解析してみると、必ず生涯発達をし続けている。私たちが学ばなければならない最大のポイントは、まさにここにあります。

(2) 何が「生涯発達」をもたらしてくれるのか

心のあり方　いくつになっても心は老けない！

　生涯発達をもたらしてくれる心のあり方に関して心理学者や大脳生理学者がさまざまな提言をしています。

　先に紹介した佐藤眞一教授は、好奇心や衝動性が強く、新しい行動を求める性格、つまり「新規性追求」が大切だと言及しています。それでいながら心配性や怖がり、リスクを恐れる性格も必要のようです。要するに「新規性追求」のもととなる遺伝子、通称「冒険の遺伝子」が大切だといえそうです。「冒険の遺伝子」などとも呼ばれるように、冒険心には、遺伝的要素が強く作用するようですが、私の体験からいえば、環境要因も大きく影響しています。社会関係や人間関係から超越して育つ冒険心など存在しないと思っています。

茂木健一郎さんは感動する心の大切さを挙げ、「感動というものは、心の空白の部分にスッと入り込んでくるものです。心の空白とは、気持ちの余裕と言い換えてもよいでしょう」と述べています。

私は、スーパー老人といわれる方々と接していると、一種の稚気性のようなものを感ずることが多々あります。10年前にスーパー老人8名をインタビューしたときの一人、前川製作所の現役エンジニア、94歳の井上和平さんもそうでした。インタビュー中に、私が何気なくいったことに大変興味を持たれ、目を輝かして質問してきました。インタビューする側とされる側の立場の逆転に少しドギマギさせられたくらいです。

こういう方々に感じる稚気性は、無邪気というのとは少し違います。先に述べた「新規性追求」と「冒険心」がないまぜになったような感じといえば少し近くなります。

最近、ポジティブ心理学という学問が知られてきています。ネガティブでなくポジティブに思考することが生涯発達の一助となるという説です。室井さんが風邪をひいたり、おなかをこわしたりすると、これを「神様がくれた休養の時間」と頭を切り替える発想は、まさにこのポジティブ・シンキングの典型です。

ポジティブ・シンキングには有名なエピソードがあります。ある靴会社の若手社員が2人、アフリカのある村へマーケット・リサーチに行かされました。A社員は本社に、この村には靴の需要はまったくありません。誰も靴をはいていませんと報告しました。B社員は、本社に、この村には靴の需要は無限にあります。まだ誰も靴を持っていないのですからと報告しました。同じ事実を見てもA社員のネガティブ・シンキングとB社員のポジティブ・シンキングからでは、正反対のアクションプランが生まれることになるわけです。

ポジティブ感情が心理的・肉体的・社会的健康に貢献し、また幸福感を高めることも知らされています。

１９１７年以前に生まれた修道女たちに対する調査で、自伝的作文の中に幸福感を表現していた修道女の方が、そうでなかった修道女たちより10年長生きしたという報告もあります。

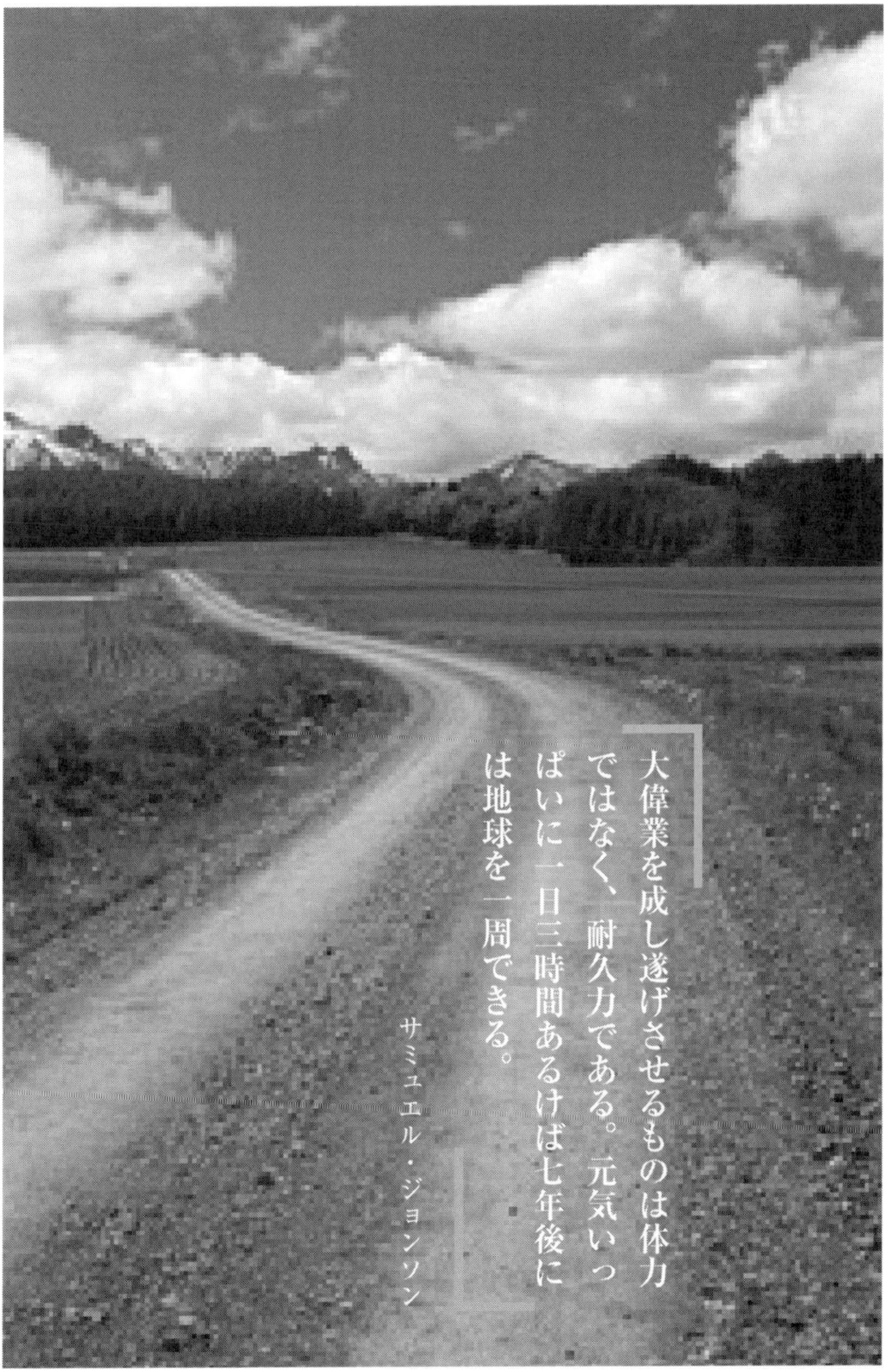
大偉業を成し遂げさせるものは体力ではなく、耐久力である。元気いっぱいに一日三時間あるけば七年後には地球を一周できる。
サミュエル・ジョンソン

加齢とともに楽観的に、まあまあの健康でよくなる

今の自分は健康か？　それを自分で評価する「健康度自己評価」というものさしが、高齢者の健康には大きな意味を持っています。そこで、病気があるかとか、薬を服用しているか、などの事実を一切無視し、「①まあ健康、②健康、③あまり健康でない、④健康でない」のいずれかを選んでもらいます。血液検査で数値を測定する健康診査が客観的健康とするならば、こちらは主観的健康を見ていく方法です。

この健康度自己評価は、もともと社会・心理調査など、高齢者から直接採血などができない場合の代用測定法でした。しかしデューク大学の14年にわたる地域高齢者の追跡研究で意外なことが分かりました。「健康度自己評価」は客観的な健康診査の単なる代理物ではなく、

健康問題の種類によってはかえって、この主観的健康度の方が強く関与していることが分かったのです。

この主観的健康度のスコアは初老期から80歳代に向けて加齢に伴い低下していきます。年とともに現れる病気や障害が、スコアを下げます。しかし、病気や障害の数は多くなってくるにもかかわらず、90歳代・100歳代になると、主観的健康度のスコアが高くなることが分かりました。病気や障害があっても「これまで世のため人のために元気に働いてきた。今は、これくらいならまあまあだ」という気持ちになるのです。

「まあまあなら100点」とする新たなものさしで、ポジティブに自分を評価するようになるわけです。尺度は、実際の健康度に価値感や幸福感も加わったものを測定しているといえるでしょう。

頭の使い方　句会はよいけど脳トレはダメ

生涯発達という概念が生まれてまだ日は浅く、とくに能力の生涯発達に関しては、この四半世紀に急に関心が高まってきた領域です。したがってそれを達成するためのノウハウについては、「見てきたような嘘を言い」というのが大半です。生涯発達や〝スーパー老人〟の実証的な研究を目指してきた私は、よく「生涯発達のためにはどんな頭の使い方をするのがよいですか」と質問されることがあります。

いつも答えに困ります。生涯発達してきた方々は、その対象が芸術であれ技術であれ、必死に取り組んできた結果生涯発達してきているのです。生涯発達を目的として、手段として活動してきたわけではないのです。したがってご本人に伺ってもノウハウへの回答は戻ってきません。こちらで、生涯発達し続ける方々を観察し、推定するしかありません。したがってこれから述べることは、あくまでも私自身の思いにすぎません。

一つやれることがあります。まだその根拠やメカニズムは解明されていないにせよ、認知症の予防に有効なものを抽出することです。しかし、気を付けなければいけないのは、認知症という病気に対する予防法がただちに生涯発達のノウハウになるわけではないことです。

私が、生涯発達を続けている方々から学んだことも含め、長年温めてきた考えがあります。それは、人間の脳は、情報をインプットするときより、アウトプットするときの方が活発に活動するということです。読書したり、講演を聞いたり、テレビを見たりすることにより情報量が増えることは確かで、脳も活動しています。

しかし、存外脳は怠けものですから、難しい個所にくるとそこから逃げていきます。生涯学習で講師の話を聞きながら頭の中は、帰りに夕食のために何を買うかを考えているといった具合です。私の学部の教え子たちも、次第に瞳がトローンとしてきたナと思っているとやがて爆睡してしまいます。しかし、授業中に紙を配布し何かテーマを与え書かせると、苦吟しながらも生々としてきます。

最近、中高年の間で俳句や短歌の会が広がっています。これは大変素晴らしいことだと思います。これは俳句や短歌をつくるというアウトプットを伴う活動だからです。

一人書斎にこもり、有名な俳句や短歌を読むことも必要です。しかし、そこで得た言語を再構築すること、つまり俳句や短歌をつくることはアウトプットとなるわけです。

もちろん、このようなフォーマルな会でなくとも、音楽会の後で喫茶店に入って友人と感想を述べ合うこともアウトプットになると思います。極端にいえば、友人がいなければ、今宵《こよい》の音楽会の感想を〝一人日記に書く〟ことも立派なアウトプットです。

ここで、皆さんが関心を持っておられる〝脳トレーニング〟は生涯発達どころが、認知症予防にも役立たないことを述べたいと思います。この俗称〝脳トレ〟のプログラムには日本のある会社が開発したものが多くあります。小学校の低学年用の計算をドリルにしたようなものもありますが、紙幅の節約のためここでは詳しくは述べません。

1998年ハーバード大学のグループはこの日本の会社が開発したプログラムを用い大規模な研究をし、結果を2002年にアメリカの権威ある学術誌JAMAに発表しています。結果として、課題を違えて脳トレを行った3つのグループでその課題に対するスキルはアップしていました。一方、脳トレを行わなかった対照群では、いず

注意が必要です。しかし、その点では差がつきました。しかし、注意が必要です。脳トレを行った3つのグループは与えられた課題に対するスキルはアップしても、他の課題に対するスキルはアップしていなかったのです。つまり生活や生涯発達に役立つ総合的な認知能力をアップさせることはできなかったわけです。

2010年にイギリスのNATUREに発表された研究も注目に値します。18〜60歳の5万人以上を対象に、科学的に有用性が実証されている4つの脳トレプログラムを施行し、認知能力と脳トレの関係を調べた調査結果です。脳トレを行ったグループの認知能力は上昇していました。しかし、脳トレをまったく行わなかった対照群の認知能力も同じように上昇したのです。つまり脳トレのプログラムが有効だったわけではなく、認知能力の測定を受け、一定期間後再び測定すると告知されたことが脳を活動化するモチベーションになったと考えられます。同じ意味で、認知症テストのようなものにも練習効果があり、何もしなくとも初回より2回目の点数は上昇します。認知心理学の分野では、このテストの練習効果をなくするためにどのくらいインターバルを空けて再検査をすべきかが、いつも問題となっています。

さて、私たちが40年あまり前に行った日本百寿者の研究でも、さまざまな興味深いデータが示されました。研究の心理学班には、「長谷川式認知症スケール」を開発した長谷川和夫さんも加わっていました。興味深いことに、百寿者の〝長谷川式認知症スケール〟の平均点は、80歳代の認知症高齢者のそれと同じだったのです。私もこの百寿者の方々の4割の方と会話をしましたが、認知症の方は一人もいらっしゃいませんでした。同じ〝長谷川式認知症スケール〟の点数でも、80歳代の方は認知症で、百寿者の方はそうでなかったわけです。

内容を調べてみると、百寿者の方は、計算能力などは80歳代の認知症の人より劣っていました。しかし、時間や場所などの認知能力は高く、点数は両者等しくなったのです。

このように、認知症か否かは、知識量や計算能力レベルではなく生活機能のレベルで決まるのです。20年前、高血圧治療のために私の外来に通っていた83歳の女性のことを思い出します。この方は、ご自分の誕生日も知らず、今日が○月△日かもすっとは答えられず、100ひく7も計算できませんでした。〝長谷川式認知症スケール〟

の点数からいうと、認知症ということになるのかもしれません。しかし、認知症ではないけれども寝たきりの86歳の夫をケアし、毎日の家事をこなし、きちんと身形《みなり》を整えて、ご自分の治療のために通院されていたのです。薬の飲み方一つにしても、この方に不安や違和感をまったく感じたことがありませんでした。もちろん、この方を認知症と感じたことはありません。

高齢者に1桁の計算をさせるといった発想はエイジズム（高齢者差別）から生まれています。計算能力が小学校低学年並みだから、それをトレーニングすればよいと考えているわけです。しかし、同じ点数でも、成長・発達のプロセスにある児童と、一度獲得した流動能力を喪失した高齢者では意味合いがまったく違います。高齢者は喪失をカバーする知恵を持っています。

もちろんプライドも持っています。よく、デイサービスなどで幼稚園で行うような遊びを強いている場面に出会いますが、これはエイジズムのもたらしたものと考えられます。遊びのプログラムのあり方にも抜本的な見直しが求められます。

食生活と栄養　フードファディズムにだまされるなかれ

食品に関するもっとも有害な迷信は、何か特別な長寿食や長寿をもたらす栄養素があるという思い込みです。これまで世界3大長寿地域といわれた桃源境のような地域は、戸籍が不正確だったために長寿地域とされた所ばかりでした。日本でも、単に老人が多かった地域を長寿地域と認定してしまい、玄米や芋を食べていれば長生きをするといった粗食長寿説を助長する誤りがありました。

自然に存在する食物の中で、一つで完璧なものはありません。そこで、多様な食物を摂ることが必要となります。同時に、長い時間経過の風雪に耐えた食物で、食べて悪い食物はありません。ところが現代の風潮は、よい食物と悪い食物に分け、よい食物はいくら食べてもよく、悪い食物は手に触れてもいけないというコピーの垂れ流し状態です。ここに挙げた誤謬《ごびゅう》は、「フードファディズム」と呼ばれます。

食品には3つの機能があります。第1は、栄養機能です。たんぱく質は血となり肉となる。脂肪は燃えエネルギーを生むと家庭科でも聞かされます。第2は、嗜好《しこう》・食感機能、色、味、香り、歯ごたえなどでおいしさを感じさせる機能です。おいしさを味わうことで人間の心身は活性化します。第3は、生体調節機能です。体調リズムを調整したり老化や疾病を防いだりという、いわゆる健康性機能で、この機能を凝集したのがサプリメントです。

最近の若い世代には、朝、カロリーオフのドリンクで、月に1万円以上もかかるサプリメントを口に流し込んで仕事に出かける人もめずらしくありません。骨格や血肉のもととなる三大栄養素がまったく含まれていないのです。車でいえばボディもガソリンもいらない。大切なのはオイルとカーナビだといっているに等しい食生活です。

これもフードファディズムの悪影響の一つ。若い世代に限らず、「○○がよい」とテレビ番組がいうだけで、翌日のスーパーマーケットの棚からその食品が品切れになるという、日本人の情報にすぐ踊らされる弱点を自らいさめて暮らすこと。それが生涯発達を続けるための食生活で、不可欠のルールであることを忘れてはなりません。

食の誤解を正す――①人間の生理は草食より肉食に近い

２５０万年くらい前、草食だった霊長類の中の一部が変異して肉食になったのが人類の先祖の猿人です。つまり、人類のスタートは肉食、魚介類を食べるようになったのは約10万年前のことです。もちろん人間は果物や木の実も食べてきたので、ライオンのような肉食ではありません。10万年くらい前から穀物も食べ始め、農耕を始めたのが1万年くらい前のことです。私は、「人間は雑食だけれども、65％くらい肉食動物の生理を持っている」とよく学生たちに話をします。65％は正確な数値ではありませんが、半数よりやや多めという意味合いで、真意は肉食動物の生理的特徴をかなり強く持っているということです。

それは体を構成しているたんぱく質に表れています。人間の体をつくっているたんぱく質は1万種類以上ありますが、わずか20種類のアミノ酸の組み合わせでできています。このうち9種類は、人間が自力で体内ではつくれない必須アミノ酸で、食物から摂取しなければなりません。草食動物は必須アミノ酸を体内でつくり出すことができます。

食物のコレステロールをいくら摂っても、血中コレステロールが上昇しないのも肉食動物の特徴です。コレステロールゼロから卵1個半くらいまでは、血中のコレステロールが徐々に上昇しますが、それ以上食物からコレステロールを摂っても血中コレステロールは上昇しません。肉食動物には、必要以上にコレステロールを吸収しないバリアーが働いているのです。このバリアーのない草食動物のウサギに大量のコレステロールを与えて動脈硬化をつくる実験は成功しましたが、肉食動物のラットを用いた実験はことごとく失敗に終わりました。

食の誤解を正す――②人類の寿命と肉食

日本人は農耕民族だから肉食を続けてきた欧米人とは遺伝子が異なるなどという学者がいます。人類史にも日本史にも疎いための妄言です。日本人の米作の起源は紀元前300年の弥生時代です。しかし日本人であれ、アフリカ人であれ、人類の遺伝子は4万年前から変わっていないとされています。4万年前といえば、まだ大陸と日本列島が陸続きで、ナウマン象を追って大陸から渡来したのが日本人の先祖です。

遺伝子が変わっていないとすれば、4万年前から人間は100歳を少し超えるあたりまで生きる限界寿命を持ってきたことになります。しかし、実際に世界で平均寿命が50歳を超える民族や国民が出現したのは、わずか1世紀あまり前。栄養状態に恵まれた国々で、19世紀の終わりから20世紀の初めにかけて平均寿命50歳の壁を突破しました。

これらの国々はすべて欧米諸国です。産業革命によって家畜の飼料を大量生産できるようになり、品種改良により家畜の数とサイズの増大に成功した国の順に、平均寿命50歳の壁を突破していったのです。19世紀末の1人1日あたりの肉の消費量がもっとも多かったのは111・6㎏のオーストラリアでした。ニュージーランドの肉の消費量も同じくらいで、まずこの2国が口火を切りました。次いで50歳の壁を突破した国々の肉の消費量を紹介します。年間1人当たり、アメリカ54・4㎏、イギリス47・6㎏、スウェーデン39・5㎏等でした。

当時の日本人の肉の消費量は、年間1人3・0㎏、実にオーストラリアの37分の1でした。当時の日本人の平均寿命が30歳代の後半に低迷し、世界の中の序列も50番以下であったのも理の当然です。

食の誤解を正す――③植物性・動物性たんぱく質の割合

日本人の平均寿命が50歳を超えたのは１９４７年（昭和22年）、欧米先進国から半世紀遅れています。原因は、ひとえに動物性たんぱく質と脂肪が不足していたことです。**図2**は日本人の動・植物性たんぱく質摂取の推移です。約１００年前の動物性たんぱく質の摂取量は１日約３g。肉はおろか、魚も週に４日ぐらい、昼食に塩っ辛い鮭を食べる程度でした。牛乳は皆無。病気にならなければ卵も供されませんでした。一方、毎日１人５～６合の米を食べ、みそ汁を１日６～８杯も飲むので植物性たんぱく質は約60gと現代の１・５倍。たんぱく質摂取量全体の95％を植物性たんぱく質が占めていたのです。

時代とともに植物性たんぱく質が減り、そのぶん動物性たんぱく質が増え、１９７９年には、日本人の植物性たんぱく質と動物性たんぱ

［図2］日本人の1人1日あたりの植物性たんぱく質と動物性たんぱく質摂取の推移

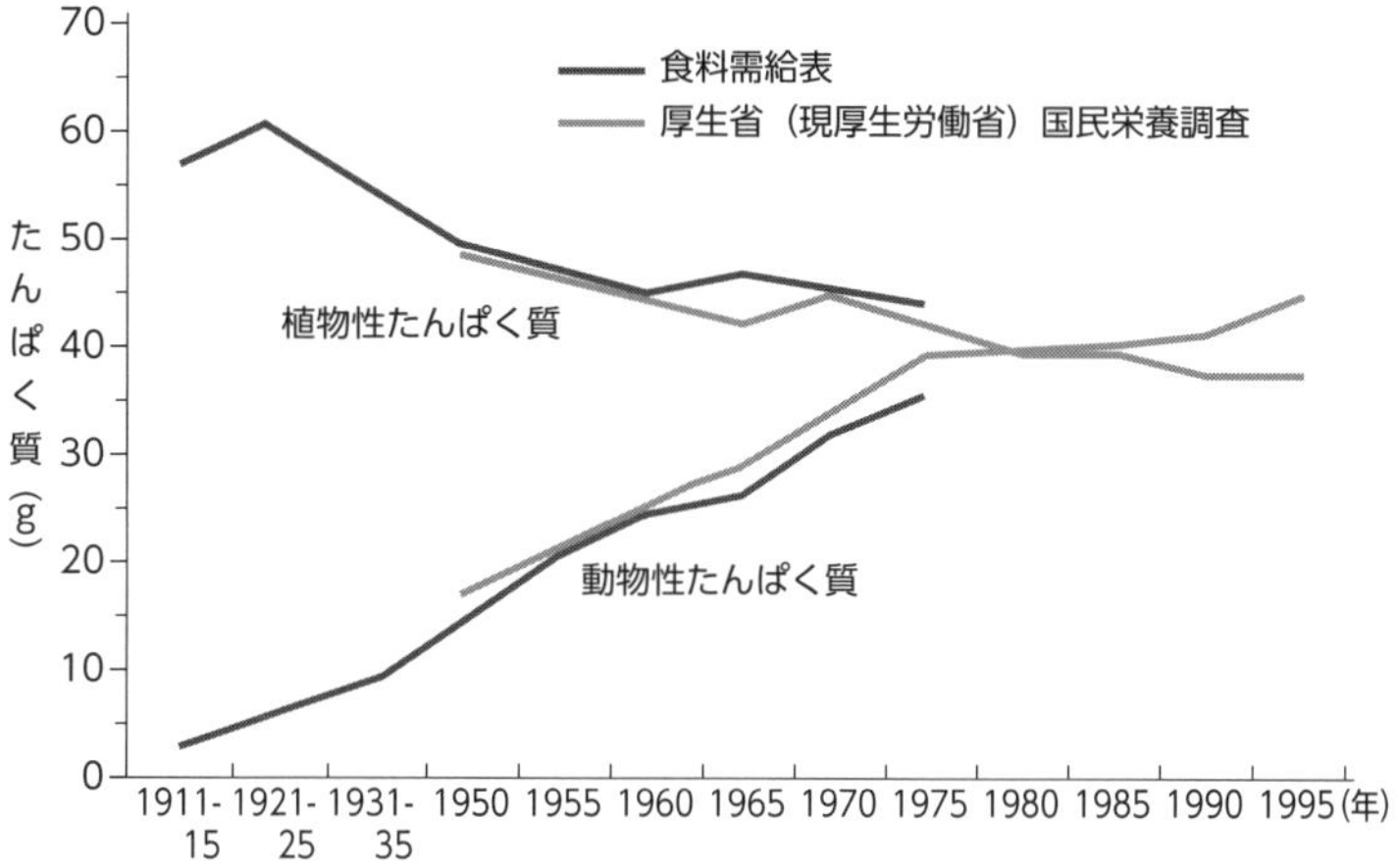

出典：柴田博『生涯現役「スーパー老人」の秘密』技術評論社、2006

く質の摂取比率は1対1となりました。動物性たんぱく質の増加は結核など感染症のみでなく、昭和30年代には国民病といわれた脳卒中の死亡率も減らし、1980年代には世界トップレベルの長寿を達成しました。百寿者の方々は、このような日本人のトレンドを先取りしていた方々ということができます。

食の誤解を正す――④加齢とともに動物性たんぱく質を

よく聞かれるのは、「年を取ったら、生臭いものや脂っこいものを控え、野菜、大豆、魚中心の食生活にした方がよいか」ということです。欧米人にはこういう観念はありません。多少摂取量は年齢によりことなりますが、老若男女、会食しても同じものを食べます。

現代日本の高齢者の中には、年を取ったら若者と同じ食事をしていてはいけない。消費エネルギーが違うのだから粗食にならなければいけないという勘違いをしている人が少なくありません。そして肉や魚を減らして、ご飯を減らさず、炭水化物ばかり食べているのが一番困った現象です。

年を取っても若いときと食生活のパターンを変える必要はありませ

ん。室井さんがそのモデルです。微調整をするとすれば、1日の摂取総カロリーを自然に多少減らすことぐらいでしょうか。しかし、たんぱく質は減らさないようにします。その結果、若いときより、総カロリーに占めるたんぱく質カロリーは、高齢者の方が高くなります。

そして、たんぱく質の中の動物性たんぱく質の割合を若いときより少し多くします。アミノ酸スコアの低い植物性たんぱく質を多く摂ると、体内で利用されない余分なたんぱく質が増え、これを代謝し排泄《はいせつ》しなければなりません。この負荷により老化も進み、ガンや動脈硬化のリスクが高まります。体内にいったん入った物質は、犠牲を払わずにスルーすることはできないのです。高齢者は若いときより臓器の予備力が低下しています。なるべく負担を少なくすること、それは、動物性たんぱく質の割合を少し多くすることです。

成人が栄養バランスを保つための指針を表1（P57）に示しました。しかし、これには、目安量が示されていません。そこで左の表3に成人一人の1日あたりの食品摂取量の目安を示しておきます。ご飯、めん類、パンなどの、いわゆる日本でいう主食の量は、体格、活動量により違うので、ここに示しておりません。たんぱく質などは、年齢によって大きく違えないのが原則で、厚生労働省の食事摂取基準にも明示されています。

体格が違うので男女で少し違いがあります。卵や牛乳は同じでかまいませんが、肉魚の量は男性の方が多めになることは自然です。しかし左の目安は大略を理解していただくことが目的ですので、男女別に分けないで量を示しています。

[表3]

1日の食事で摂るべき食品の目安

動物性食品	植物性食品
①卵1個	①豆腐1/3丁 (それに相当する大豆製品でも可)
②牛乳200ml	②野菜350g以上 (うち緑黄色野菜は1/3以上)
③魚介類60～100g	③キノコ類15～20g
④肉類60～100g	④海藻10～20g

※油脂は10～15ml（大部分は植物性食品だが、バター、ラードなど動物性食品も含まれる）

※体が大きい人や活動量の多い若者は主食（米、穀類、パン）や油脂の摂取量を増やす

※主食・油脂以外の食品は、年代によって摂るべき量はほぼ変わらない

※全カロリーに占めるたんぱく質の割合は高齢になるほど高くなる

出典：柴田　博『なにをどれだけ食べたらよいか。』
ゴルフダイジェスト社、2014より一部改変

食の誤解を正す――⑤遅きに失しない栄養改善

ひと頃、「人間の生涯の健康は若いときの栄養で決まる、中高年になってからジタバタしても手遅れだ」といった宿命論がもてはやされました。まったく根拠がありません。私たちの調査した百寿者の方々は、戦前は多くの一般国民と違わない貧しい食生活で育ち、戦後になって、食環境の変化を先取りするフロンティア精神を持った人々だったのです。ちなみに、彼らが終戦を迎えたのは、70歳代でした。

実は、比較的短期に高齢者の栄養は改善します。20年前につくられた「食の指針14カ条」（P57）は、2年間で粗食信奉を克服し、栄養改善に成功したある有料老人ホームの体験にもとづくものです。この指針を秋田県N村の地域高齢者の食生活と栄養の改善にも活用した結果が**図3**で

［図3］血清アルブミン値の変化　南外村介入研究

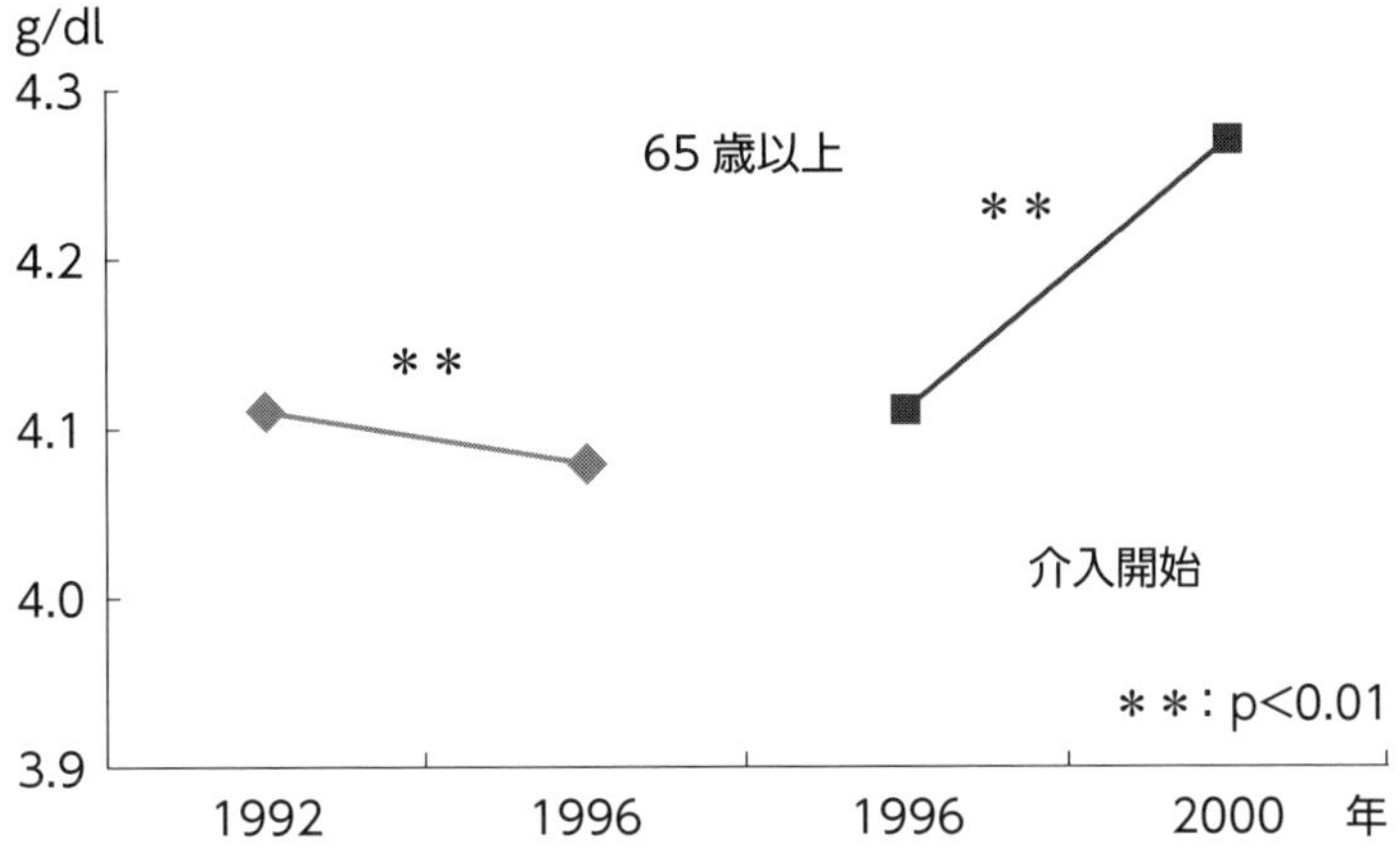

出典：Kumagai S. Shibata H et al: GG I 3(Suppl) 巻 21-26 頁、2003 より作図

す。最初の4年間、調査のみを行っていたところ、もっとも大切な栄養の指標、血清アルブミン（たんぱく質）が低下しました。しかし、その後4年間、行政もボランティア組織も協力し合い、栄養教育活動を行った結果、血清アルブミンは上昇したのです。この上昇にもっとも貢献したのは肉でした。私の考えは、この研究でも確認されたのです。

体の使い方　ため込むより、アウトプット・アクションを

老化予防や生涯発達にとって、脳を常に活性化しておくためには、インプットよりアウトプットと述べました。

これは、文章を書くとか話をするというものに限ったことではありません。呼吸でも吐く方をコントロールする方が大切です。水泳も、息の吐き方を練習してうまくなると、吸う方は意識しなくても自然にできるものです。息を吐くことができる間は生命があります。臨終のときは「息を引き取りました」となります。息を吐きながら亡くなる人はいません。

息を吐くのみでなく、多くのアクションは、心身のアウトプットです。脳も体も使う、日常生活のさまざまな動作こそ、まさにアウトプットなのです。ゆえに、日常生活の動作を積極的に行うことが、老化予防に役立つことは自明の理でもあるのです。

とくに生涯発達の土台ともいえる脳の活性化にとって、手と手の指を使う効果は、最近では定説となっています。京都大学霊長類研究所の久保田競・元所長は、30年あ

まり前から「大人も子供も、指先を使うことで脳力がアップする」と述べています。手と指を使うためには、脳全体の広い範囲が働かなければならず、反対に手や指を使うほど、脳全体が刺激されて活性化するというメカニズムです。

調理やものづくりもあれば、ピアノを弾くこともそうです。久保田さんは「クルミを握るような単純な手の動きのくり返しでは、運動野や皮膚感覚野などの狭い脳の範囲の老化予防にしか役立たない。しかしピアノを弾くことは、運動系、感覚系、視覚系、前頭前野と、広い範囲の脳の活性化をもたらす」と述べています。

手や指を使うことの重要性は、人間の老化のベクトルから考えても、納得できます。人間は、体の中心から末端に向かって徐々に発達していきます。赤ん坊は躯幹《くかん》に力がつき、首が据わり、四肢の力がついてやがて、手や指が発達します。しかし、老化のベクトルは成長発達と逆です。まず手や指のスキルが低下し、やがて四肢におよび、最後に老化は体の中心に達します。老化が、心臓も腎臓も内蔵している体の中心に達すると一巻の終わりとなるわけです。手や指先をよく使い続けるという動作は、老化の出発点である手や指の老化が全身におよぶのを防ぐことにつながるというわけです。

また、ご存じの通り、生涯発達力の土台ともいえる健康な肉体を維持するためには、有酸素運動がよいことが欧米の研究で多く出されています。運動すると体内で活性酸素が増えるのではないかという疑問を持つ人もいますが、運動により活性酸素は上昇しても、体内にはそれを消去する物質が運動前よりも増えるので、適度な運動は役に立つという結論に落ち着きました。

最近は、有酸素運動と他の運動を組み合わせて行うプログラムが開発されています。国立長寿医療研究センターの開発したプログラムはエクササイズを行いながら100ひく7などの計算を行うものです。つまり、体を動かすと同時に、頭も使うというトレーニング。週3回ぐらい続けていると、体も脳も活性化することが分かっています。征矢英昭さんの「フリフリグッパー体操」は、手、かかと、腰をやわらかくしながら歌を歌うものです。1日5分で効果があるとされています。

ところで、私は2002年、桜美林大学に、日本で初めての学際的な老年学の大学院を設立しました。入学してきた人々の中には、現在の活動に風穴をあけようとか、超高齢社会に新しい分野を開拓しようという意欲に燃えた人々が大勢いました。音楽活動をライフワークとしてきた前田キヨ子さんもその一人。彼女は、音楽療法という言葉で音楽を病気や障害のケアのツールに閉じ込めることに批判的で、もっと普遍的な人間のウェルビーイングや生涯発達における音楽活動の有効性を実証しようと入学してきました。後ほど、彼女の修士論文のエッセンスを紹介します。

日本の笑いヨガの第一人者である高田佳子さんも修士課程の1期生として老年学を学びました。最近では、笑い関係の学会が3つもありますが、これまでの笑いの研究は落語を聞かせるなど情動を刺激する方法を採用してきました。つまり、面白い話や語り口に触れて、笑いが自発的に生じた後のストレス度などを見たものです。

しかし高田さんはインドのカタリナ医師に学び、笑いのアクションそのものに効果があることを示しています。「笑いヨガ」は、別に面白くなくとも表情や声で笑いをつくっているうちに、心が軽く楽しくなるというもの。形から、体の表現から、心に働きかけるアクションです。その効果の科学的エビデンスをとりました。

音楽活動がうつ状態を改善

高齢者のうつの程度を見ることは、日々の幸福感を評価するためにも行われます。前田キヨ子さんの地域高齢者を対象とした研究は、音楽活動の効果をうつ尺度を用いて評価しました。

図4はその結果です。前者（介入群）の人々は音楽活動を2カ月間、1回90分、計5回行い、後者（対照群）は何も行わず、うつの程度を測定。

前者のうつの点数のみが統計的に有意に低下しました。つまり音楽活動は地域高齢者の幸福感を高めることに有用だったのです。この結果が示された後は、後者の方々にも音楽活動に参加してもらいました。

［図4］介入群・対照群の抑うつ得点の変化

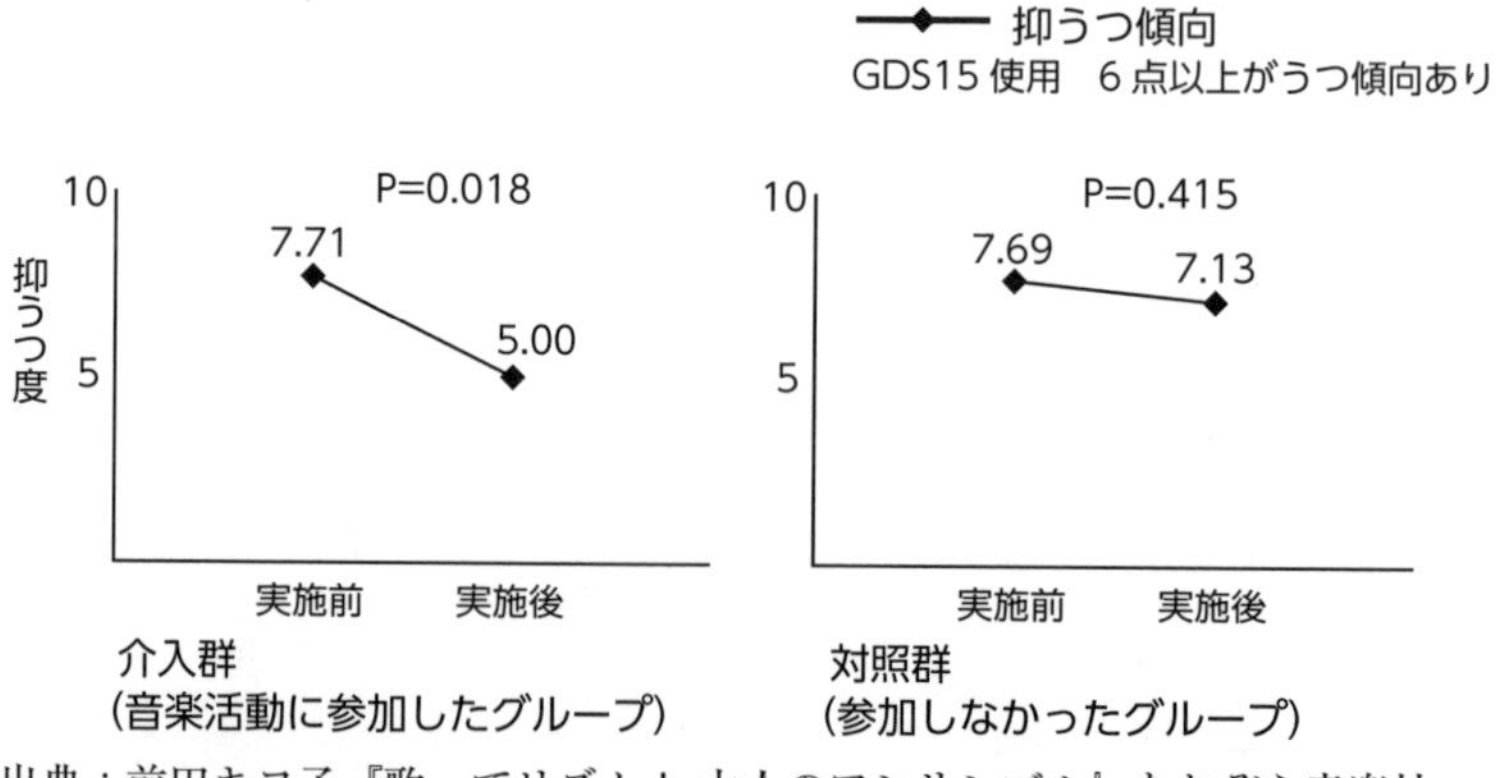

出典：前田キヨ子『歌ってリズム！ 大人のアンサンブル』あおぞら音楽社、2007より一部改変

笑いヨガの効果

大学生60名に難しい暗算をさせてストレスを与え、そのストレスからの回復度を20分間3種類の過ごし方に分けて比較したのが下のグラフです。1つは暗算後ただ安静、2つ目は軽体操、3つ目が笑いヨガ群です。それぞれの群の血圧、心拍、心理テスト、唾液中のコルチゾールを指標にストレス度を評価したものです。

結果はご覧の通り、笑いヨガ群がもっともストレスを解消。ヨガに欠かせない呼吸法が相乗効果をもたらしているとも考えられますが、ともあれ精神と身体の関係を見直す貴重な実証研究です。

［図5］笑いヨガ実施後のストレス低下度

■ 暗算負荷のストレス度は3グループに差はなく、課題実施後のストレス度の低下のし方に有意差あり

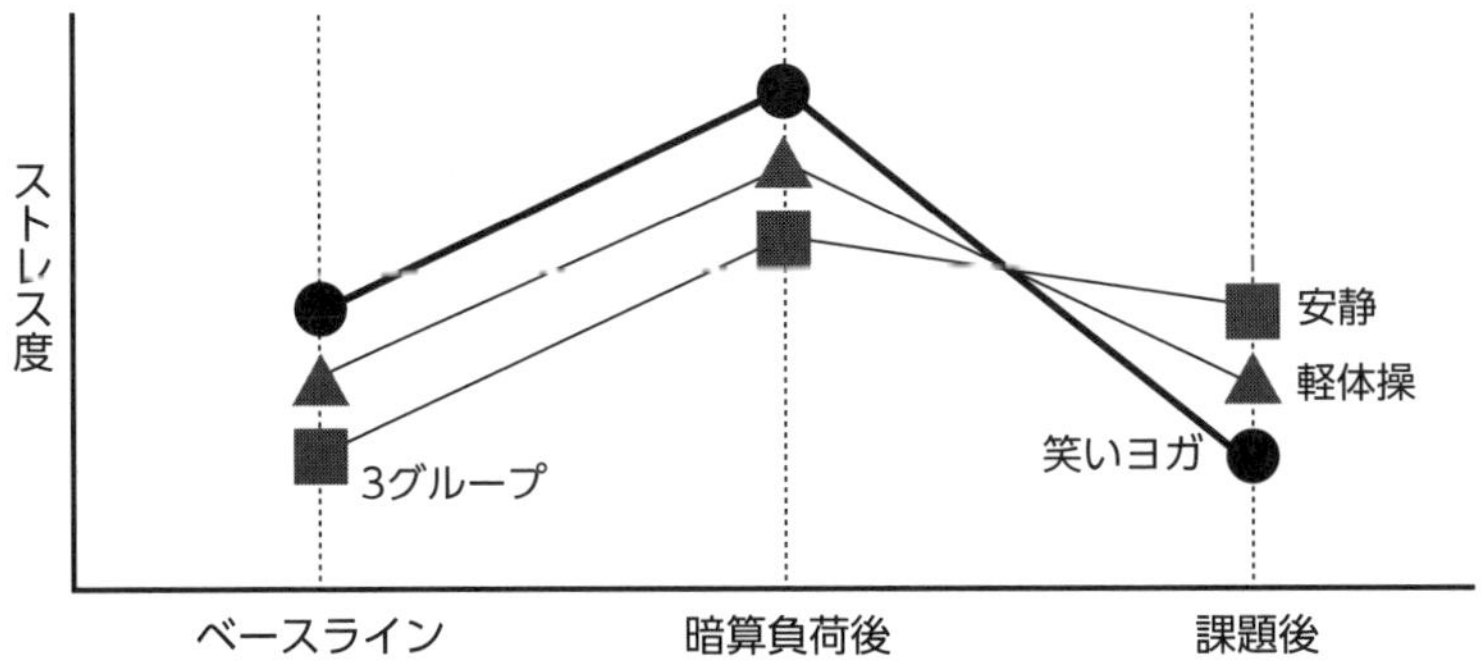

出典：橋元慶男 柴田博他：催眠と科学 28 巻 23-39 頁、2013 より作図

社会貢献　プロダクティブ・エイジングの力を生かせ

１９７０年代までは、高齢者が社会に役立つという発想がありませんでした。高齢者は、社会から支えられている存在とする考えが支配的でした。

このような風潮の中で、１９８３年、ザルツブルクで医師であり、老年学の父と呼ばれるロバート・バトラーを中心に、世界の名だたる老年学者が集まったセミナーが開催されました。彼は１９７４年に創立されたアメリカの国立老化研究所初代所長でしたが、このときは退職し、ニューヨークのマウントサイナイ医科大学の教授に就任していました。私が勤めていた東京都老人総合研究所はアメリカの国立老化研究所より2年早く創立され、この両研究所の交流は深く、私も博士の指導を受ける機会に恵まれたのは幸せでした。

さて、この１９８３年のザルツブルクのセミナーで採択されたのが、「プロダクティブ・エイジング」という用語とその概念です。「プロダクティブ・エイジング」とは、直訳すれば〝生産性のある年の取り方〟といった意味になるのでしょうが、要するに、社会の中でまだまだ生産力も活動力もあり、社会を豊かにするために大いに貢献する能力を持っているのが高齢者であるという概念です。社会に一方的に支えられるしかないという考えは一変したのです。高齢者は豊富な貢献力を持ち、貢献するべきであるという考えが生まれたのです。

高齢者に対するサポートのあり方にも反省が加えられるようになりました。自立心を損ねたり自尊感情を傷つけるようなサポートは好ましくないとされるようになります。たとえば、それまで調理をしていた女性が半身麻痺《まひ》などになり、調理ができなくなったような場合には、毎日でも配食サービスを届ける必要がありますが、ゴルフやカラオケに行くほど生活機能の自立した男性に、奥さんに先立たれたからといって毎日配食するのは、自立心を損ねるサポートです。この男性に必要なのは生活機能面を助けてあげる支援でなく、調理のスキルを向上させるために男性調理教室に行く機会を提案すべきです。その方が、その人はずっと長く自立して暮らし、自分の人生を自分で構築していく力がつくはずだからです。

デイサービスなどに通ってくる高齢者に対して、赤ちゃんことばで話しかけることも適切ではありません。「おじいちゃん」「おばあちゃん」といった言い方も不適切です。

１９９０年代になると、高齢者の社会貢献に関する研究も活発になってきました。研究には二つの側面からのアプローチがあります。一つは高齢者の社会貢献が、本当に社会のためになっているかを見極める研究視点です。たとえば、高齢者による「子育ち支援」が進められたとしても、古い育児法を押しつけるだけでは逆効果になることもあります。高齢者による社会貢献の効果を正しく評価するのは容易なことではありません。

もう一つのアプローチが、社会貢献が高齢者自身にどのように影響をするかを特定する研究です。

私たちは日本とアメリカの高齢者を同じ方法で調査し、比較しながら追跡調査を行いました。そして、社会貢献活動を続けている高齢者自身の3年後の心身や余命に、どのような影響があったかを、日本の70歳以上の高齢者で見たのが図6です。

社会貢献には有償労働や無償の家庭内労働や奉仕ボランティア活動があります。もっとも影響の大きかったのはこれらの活動を合計した総時間でした。総時間数が多いほど3年後のＡＤＬ（＝日常生活の基本動作）障害や認知症になりにくいことが分かりました。死亡率も低下します。社会貢献をするほど長生きになるわけです。しかし、無理は禁物です。総時間1日8時間を超えると効果は逆になります。

ただ自分が長生きをするためというより、何かしら人のためになる生き方をし続けている方が、健康長寿はもちろん、生涯発達の底力になるといえるのではないでしょうか。

［図6］1999年の総社会貢献時間と2002年のアウトカム

	ADL障害レベル	認知障害レベル	死亡
有償労働時間	—	—	—
家庭内無償労働時間	↓↓	↓↓↓	—
奉仕・ボランティア時間	—	—	—
以上3つの活動総時間	↓↓↓	↓↓↓	↓

1999年時点の年齢、性、教育年数、ADL障害レベル、認知障害レベル、慢性症罹患数を調整
↓P<,10　↓↓<,05　↓↓↓P<,01

出典：柴田博他：応用老年学8巻21-36頁、2012より作図

日本型生きがいと生涯発達

生涯発達を遂げるためには、QOL（生活の質）が高いことは必然の条件でもあります。QOLという考え方のもとには、高齢になっても生活機能がしっかりしており、生活環境にも恵まれ、幸福感が高いという概念がベースになっています。私は長い間、どうしてこのQOLの中に社会貢献の要素が含まれていないのかということに疑問を持っていました。高齢者の社会貢献（プロダクティブ・エイジング）の概念は1983年につくられ、QOLの概念はその20年前につくられたという事情もあります。

一方、わが国には「生きがい」という独特の概念があります。40歳以降の人生をハンセン病患者の治療にささげた精神科医の神谷美恵子さんは、著書『生きがいについて』の中で、「人間が最も生きがいを感じるのは、自分がしたいと思うことと義務とが一致したとき」と述べています。つまり、日本型生きがいは欧米でつくられたＱＯＬの概念に社会的役割が加わった概念です。別の言い方をすると、ＱＯＬとプロダクティビティを統合した概念ということになるでしょう。

欧米でプロダクティビティの概念が生まれた後も、ＱＯＬの要素にこれが入らなかった原因を私になりに考えた結論を先にいうと、プロダクティビティに有償労働が含まれていることが邪魔しているのではないかと思われます。

欧米を支配している宗教はユダヤ教、キリスト教、イスラム教ですが、ヤハウェの神を崇《あが》めている一神教であることでは3宗派共通していいます。争いはどの宗派が神の預言者になるかという点においてです。

旧約聖書を否定する宗派はありません。

ご存じの通り旧約聖書の創世記3章には、男が糧を得るための苦しみと女の陣痛の苦しみは、禁を犯した人類への罰と規定されています。ユダヤ教、カトリック、イスラム教では、糧を得るための営みは一種の汚辱、しかし生きていくための必要悪と位置づけられています。

プロテスタンティズムはその汚辱感を止揚する思想を生み出しました。ヨーロッパのプロテスタントの最左翼ともいうべきピューリタンが建設したアメリカには、本質的にはその汚辱感はなく、高齢者の有償労働にもっとも熱心なことは周知の事実です。定年制もやめました。

カトリックの国々も変わりつつあります。「高齢者の社会貢献」を高らかに宣言した国連の第2回世界高齢化会議が2002年スペインのマドリードで開かれたのは、まさに象徴的です。

今を生きる私たちにとって、「生きがい」があってこその生涯発達です。その意味では、自分のやりたいことが何かしらの社会貢献になるということが、いつまでも生き生きと生きる大きな要素になると結論づけて過言ではないはずです。室井さんが後進の育成に力を注ぎ、さらに自らがピアノを弾き続けるその生き方自体で社会に勇気を与えている存在であることは、この日本型生きがいと生涯発達の何よりの見本といえそうです。

[図7] QOLと生きがい

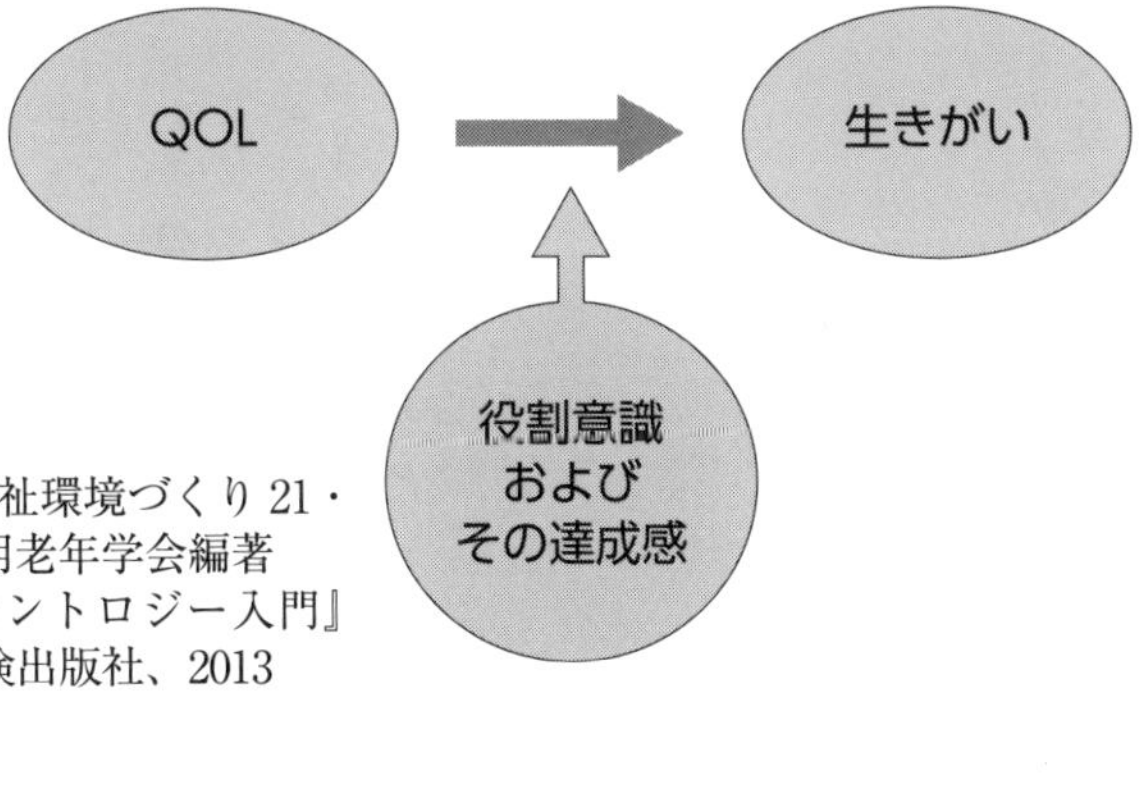

出典：
生活・福祉環境づくり21・
日本応用老年学会編著
『ジェロントロジー入門』
社会保険出版社、2013

「ところで生きがい感と幸福感とはどういう風にちがうのであろうか。たしかに生きがい感は幸福感の一種で、しかもその一ばん大きなものともいえる。けれどもこの二つを並べてみると、そこにニュアンスの差があきらかにみとめられる。ざっとその主なちがいを考えてみれば、生きがい感には幸福感の場合よりも一層はっきりと未来にむかう心の姿勢がある。」

『生きがいについて』神谷美恵子コレクション　みすず書房、2004より一部抜粋

第3章
生涯発達は
アンチエイジングではない

スーパー老人から学んだこと

私が医学部を卒業してちょうど半世紀が過ぎました。きわめて新しい学問である老年学を手さぐりで、必死になって追いかけているうちに、いつの間にか私も後期高齢者の仲間入りをしました。来し方をふり返ってみて、私には大きな財産が二つあることが分かりました。

一つは、きわめて多くの高齢者に接することができたことです。1972年に赴任した東京都の老人病院には、703の病床と入居施設があり、そこでは健康管理の仕事もしました。東京都、秋田県、沖縄県などの地域の高齢者の追跡調査もしました。日本の高齢者とアメリカおよび中国の高齢者の比較研究も行いました。このような経験を通じて、自分なりに高齢者への理解が深まったと自負しています。

もう一つの財産は、生涯発達を体現したスーパー老人ともいうべき方々に数多く接する機会があったことです。最初は偶然でした。1972年、私は東京都の老人病院に赴任しましたが、そこには研究員が200人もいる東京都老人総合研究所も併設されていました。しかし、予算も豊富で研究員もたくさんいるのに、何を研究してよいかよく分からなかったのです。無理もありません。老年学という学問が生まれてまだ半世紀あまりしかたっていなかったのですから。

そこで、研究所の医学、心理学、社会学の部門の研究者と、病院に籍を置いている私が話し合いを行い、長寿のエリートである百寿者の方々を調査しようということになったのです。現在百寿者の数は６１，５６８人（２０１５年9月11日現在）にのぼります。しかし、１９７２年には秋に復帰した沖縄県の百寿者を含めても、全国でわずか４０５人にすぎませんでした。このうち１１７人を選び、1日に2軒ずつ、医学、心理学、社会学、栄養学の研究班が一緒に訪問して歩いたのです。この調査で明らかになったことの一部は本書でもこれまで紹介した通りです。この百寿者の調査の後、先に述べたように今日まで40年間、私は外国人を含め多くの高齢者の調査や介入研究を行ってきました。しかし、これらの発想の原点には、いつもこの百寿者を通じて得られた体験がありました。

時代は変わり、高齢者問題への関心は単なる長生きから健康寿命を延ばすことに移ってきました。それのみでなく、85歳になっても元気に社会参加を可能にするにはどうすればよいかという「アクティブ85」などというキャッチフレーズも登場しました。2000年代に入ってからの世界的趨勢《すうせい》です。

私たち老年学の専門家に、陰に日に、このあたりの研究を進めるよう社会の要請が強まってきたのです。最初は何から着手してよいのか戸惑いました。やがて、かつて百寿者を調査したように80歳を過ぎて現役で活躍している各界のスーパー老人を調査してみようと思いたちました。このスーパー老人8人のお一人が室井摩耶子さんなのです。

本書では、室井さんを通じて生涯発達の考え方やノウハウをできるだけ分かりやすく解説することに努めたつもりです。しかし、多少〝よそゆき〟の感じを受けた読者の方がおられるかもしれません。私自身の実感を語ることが、普遍性を大切にするあまり、希薄になっているきらいがあるようにも思います。

そこで、まとめともいえる本章では、後期高齢者の仲間入りをしている私自身が、一般論としてではなく、自分自身の人生とのからみで、スーパー老人から学んだことを次ページから4つに要約して述べたいと思います。

(1)人類の最大の可能性を実現

今では、人類の遺伝子は、4万年前くらいから変わっていないことが分かっています。旧約聖書には、地上のヒトの限界寿命は120歳、モーゼは、この年で死亡したとされています。この120歳の限界寿命はかなりよい線と思っていました。しかし旧ソ連は、120歳をはるかに超える長寿者がたくさんいるコーカサス地方などを長寿地域と喧伝していました。ところが、これは戸籍の誤りと、国威発揚のために役人が生存年数をごまかした結果でした。

やがて、戸籍のはっきりした国々の百寿者の実態が明らかになったお陰で、人間の限界寿命が120歳より少し下にあることが分かってきました。同時に条件が整えば、かなり多くの人がこの限界寿命の近くまで生きられることも分かってきたのです。現実的に、日本の女性の半数近くは90歳に達します。かといって120歳を超えることはできません。人類は一年草が秋に一斉に朽ちるように、90~120歳の間であの世に召されます。遺伝子を操作して限界寿命を150歳まで延ばそうなどというばかばかしい研究も今では姿を消しつつあります。

つまり、現実に100歳まで生きた方々は、その存在だけで人類に貢献しているといえるのではないでしょうか。さまざまな臓器の専門家が臓器の寿命は100歳を少し超えたところで尽きるといった数式をはじき出していますが、これも、百寿者の存在があるから安心して語っているにすぎません。私たちは、百寿者のことを学ぶことにより、人類の生命のありようを適切に知ることになります。生老病死と生涯にわたる健康に対する正しい認識が可能になるのです。

さらに、スーパー老人を学ぶことは、人間の知・情・意の発達の可能性を認識させてくれます。いくら理屈をこねてみても、実際に生涯発達を続けている人を見ることなしには、信ずることができません。わずか半世紀前には、人間は齢《よわい》を重ねると劣化すると考えられていたのですから。これをひっくり返し、人間は生涯発達する存在であることを示したきっかけは、実験でも分析でもありません。現に生涯発達を続けている高齢者を観察できたからに他なりません。

私にとって、百寿者とスーパー老人の調査は老年学におけるいろいろな疑問を解決する決定的なものでした。それのみでなく、私自身の人生にとても多くの教示を与えてくれたのです。本音をいうと、私自身は百寿者になれる自信も、スーパー老人の域に達する自信もありません。しかし、そのプロセスを学ぶことはできます。67歳にしてボイストレーニングを始めたことも、73歳になって我流ながらパソコンを始めたことも、スーパー老人の生き方を学んだことが原動力となりました。

そして、たとえ自分自身はゴールに到達できなくとも、多くの人々に向かって「あなたは生涯発達し続けることのできる存在なのですよ」と躊躇なく語ることができることは、老年学を生業としている者にとって最高の幸せです。

(2) 老化と生涯発達は両立する

生涯発達について誤解している人が大勢います。たとえば、〝生涯発達している人の個々の臓器の老化は、一般の人より遅い〟という思い込みもその一つです。私は三浦雄一郎さんの父上の敬三さんに関して、幾度もコメントさせていただくことがありました。そのライフスタイルが素晴らしく、日々の健康法にも学ぶことが多くありました。

この敬三さんに10年前『生涯現役「スーパー老人」の秘密』に登場していただく約束になっていましたが、急逝され、かないませんでした。誰でも、100歳過ぎてモンブランの登頂に成功し、プロスキーヤーとして天寿をまっとうされた敬三さんの臓器の老化は一般の人より遅いと考えがちです。ところが、私自身は実際に敬三さんの体内の老化度を測定する機会には恵まれませんでしたが、私が働いていた東京都老人総合研究所の後輩たちは、敬三さんの臓器の老化度を測定し、老化度は年齢相応だったと報告しています。

生涯発達はアンチエイジングと違います。アンチエイジングは、完成した臓器の老化を否定する考え方です。そして、老化で不完全になった臓器は取り換えればよいと考えます。頭髪が失われれば植毛すればよい。顔にしわができれば美容整形をすればよい。白内障が進めば水晶体の汚れを切り取ってしまえばよい。といった具合に発想するのです。

しかし、老年学で生涯発達を考える人々は、〝人間は老化する存在である。その老化を従容として受け入れて、むしろそのことを逆手に取って発達を目指す〞と考えるのです。先に述べたように、ルービンシュタインの晩年における円熟したピアノ演奏のベースには、加齢にしたがい指づかいが遅くなるという老化があったからこそ発達した技術です。たとえ加齢に伴い、若いときより単純なミスが多くなったとしても、円熟と矛盾はしません。

アンチエイジングと生涯発達では美意識も対照的です。私たちが全国の百寿者の調査をしたとき、写真家が同行したくさんの百寿者の写真を撮りました。それを後に個展で公開しました。百寿者の顔に刻まれたしわの美しさが強烈に印象に残りました。

一方、アンチエイジングでは顔のしわは老化現象なので醜いものとみなされてしまいます。テレビに出演する女優さんの中には、表情もつくれないほどしわ伸ばしの手術を受けている人もいます。みんな同じ表情に見えるのは年寄りの僻目《ひがめ》でしょうか。

生涯発達は病気とも両立します。加齢に伴ない病気にかかる機会も多くなります。中年期までは老化はあまり進んでいなくとも、早期発見がキメ手となるガンとか心臓病など命とりになる大病のリスクを抱えています。高齢者は、中年期の命とりとなる大病を免れたか、それと共存している人々です。中年期に命を落とせば、高齢者にはなれませんから。

高齢者になると、個々の病気の重症度は中年のときより低くなります。70歳のとき発病した糖尿病は40歳で発病した糖尿病より体に悪さをしません。ガンの進行も遅くなり、ガンを抱えたまま肺炎などで死亡する高齢者も、高齢になるほど増えてきます。〝天寿ガン〟と呼ばれるゆえんです。

ただし、高齢になるにつれ、いろいろな病気が重なってきます。白内障もあり、膝にも問題があり、高血圧も貧血もあるといった具合に。あまり遠くに一人では外出できないといった状態にもなります。これがフレイル（虚弱）と呼ばれる状態で、うまく自立回復ができないと障害（要介護）の状態に進みます。

このような病気、あるいはそれらが複合してフレイルの状態になっていても、生涯発達は可能なのです。障害を抱えながら、仕事や芸術で生涯発達を続けた方々の例は枚挙にいとまがありません。私のような後期高齢者になると完全に健康な人はおりません。老化しないのはロボットのみです。アンチエイジングの発想と手法で、傷んだ臓器をすべて取り換えることに成功したとしても、脳だけは取り換えが効きません。

怖いのは、病気やフレイルを抱えると生涯発達はありえないと思い込むことです。生涯発達は、老化による弊害のない人がもっと発展することではないのです。その考え方はアンチエイジングです。生涯発達を続けている人も、何らかの健康上の問題を抱えているものです。そのことを私はスーパー老人にお目にかかり実感することができました。

(3) 継続の重要性

実は、10年前8名のスーパー老人にインタビューするまで、継続の重要性をあまり意識していませんでした。どちらかというと、第2の人生は、新しいことに挑戦してみるべきという発想の方に傾いていたきらいがあります。

百寿者研究を始めたときもそうでした。1972〜1973年の全国の百寿者研究のときは、百寿者が過去にどのような生活を送ってきたかを知る手がかりはご本人の記憶しかありませんでした。連れ合いがご存命のケースもほとんどなく、同居している家族はたいがい百寿者の晩年のことしか知りません。本来はもう少し若いときから追跡してみないと、百寿者の記憶のみでは実態は分からないのではないかという疑問も起こりました。そこで、1976年から、医学、心理学、社会学、栄養学のチームが協力して、新しく、東京都小金井市の70歳の住民の追跡調査を始めたのです。

なぜもっと若い年代を対象としなかったのか？　研究結果が得られる前に自分たちが先に死ぬか退職してしまうリスクがあったからです。なぜもっといろいろな年代の高齢者を対象としなかったのか？　予算がそれしかなかったからです。

この小金井市の70歳老人の追跡調査はいろいろなことを教えてくれました。その一つは、70歳以降になっても新しいことを始める人が少なくないということです。小学校卒業以来、はじめて絵を描き始める人もいました。園芸を始める人も結構いました。この70歳老人の調査は、この方々が85歳に達した１９９１年まで続きました。

このときの私はまだ、高齢になって新しいことを始めるエピソードにのみ気を取られ、何かを継続することの意義をあまり意識していませんでした。しかし10年前スーパー老人の調査をしているうちに継続の重要性を認識させられました。生涯発達には熟達という側面があり、生涯一つのことを継続していくことには、とても大きな意味があるということです。そして、もっと大切なことは、室井さんのピアノ演奏に見られるように、同じ音譜を弾いても常に新しいものを発見するという理性や感性を継続させていくことなのだと思います。演奏する曲目も料理の種類も、いかに多く見えても無限ではありません。しかし、それらの奥義をきわめるプロセスは無限。無限に挑む継続こそ大切ということを、私自身もようやく認識できるようになった次第です。

(4) 好奇心と冒険心

高齢者に限らず、成長期の子供にとっても成人にとっても、好奇心を持つことはきわめて大切だと思います。新しいことを開拓していく上でも、継続してきたことの中に新しい発見をするのも、そのベースには好奇心があります。

私は高齢者の食生活や栄養のことを研究してきました。同じ年齢でも、食生活はかなり違います。とくに、そのことを感じたのは小金井市の追跡調査を通してでした。同じ年齢で同じ地域に住んでいても、個人差がかなり大きいのです。同じく3世代で生活していても、違いが出てきます。

ある70歳の老人は3世代同居ですが、子供や孫とは別の料理を老夫婦のみでつくっていました。また別の70歳老人は、3世代でまったく同じ料理を食べていました。前者より後者の方が栄養状態がよく、余命も長くなることが分かりました。

この70歳老人の研究を始めたのは今から40年も前です。伝統的な日本人の食生活に固執していた高齢者は、肉も乳製品も不足し、また野菜の摂り方も漬物中心で好ましいものではありませんでした。3世代で同じものを食べている高齢者は、あるときは孫の好みでハンバーグがあり、チーズも出され、動物性たんぱく質を頻繁に摂っていました。その上、伝統的日本食を高齢者から孫に伝える機会も持っていました。子供や孫と同じものを食べている高齢者の意識を調べたところ、ベースに好奇心があることが分かりました。日本の伝統食にはないものを賞味してみたいという気持ちが、結果として栄養状態を向上させることになったのです。

私たちが調査した百寿者は国民一般と比較し、総カロリーに占めるたんぱく質量も、全たんぱく質に占める動物性たんぱく質の割合も多かったのですが、この百寿者の方々の戦前の食生活は一般の人々と大差ありませんでした。変化したのは戦後です。戦後の日本人の食生活の近代化を先取りしていた方々でした。終戦のときにすでに70歳を超えていた彼らにとって、食生活のスタイルを変える原動力となったのは、おそらく、好奇心だったと思われます。

生涯発達していく結晶性能力には冒険心が大切であるとも先に述べましたが、なぜか齢《よわい》を重ねるにつれ冒険心がなくなるのは不思議なことです。多くの高齢者は、私と同じように、家族を背負う荷物の重さからはすでに自由な立場に立っているはずです。しかし、人間は不思議な存在です。客観的には自由を得ていくのに、加齢とともに、冒険心は失われていくのです。したがって、90歳を目前にして家を新築された室井さんは驚愕《きょうがく》の対象です。しかし、室井さんのなさったことは冒険ではあっても無謀ではありません。

高齢者の冒険心を奪う要因に「孤独死」とか「孤立死」といった脅し文句があります。そして〝人間が長生きになったのが不幸の元凶だ〟〝一人暮らしや老夫婦単独世帯が問題の根源だ〟と畳み掛けます。高齢者は萎縮するばかりです。

120歳近くまで生きる遺伝子を持った人類の平均寿命が、80歳以上になることは福音であって、凶事ではありません。近年の研究では、3世代同居している高齢者より、一人暮らし老人や老夫婦の世帯の方が心身の健康状態は良好だというデータもあります。考えてみれば、これは当然のことです。圧倒的多数は、自立した生活を営む能力があるから一人暮らしをしているわけですから。一人暮らしをしていれば孤独死の確率は上昇します。行政や住民組織が誰にも看取られずに死亡したまま、発見されるまでに日数がたってしまうような「孤立死」を防ぐための見守りシステムをつくることは大切なことです。しかし、一人で亡くなることがもっとも不幸な人生の幕切れであり、高齢者対策の最重要課題であるといった発想はやめるべきです。高齢者の自由な発想と行動力を奪います。冒険心を奪うことになるのです。

おわりに

この本を書き終わってみて、私はかなり無謀で傲慢《ごうまん》なことに挑戦していることに気づきました。老年学の教育にたずさわっている私は、1世紀前にスタートした老年学が、齢《よわい》を重ねることがネガティブなことではなく素晴らしいことだということを知っていただくための著書を何冊か書いてきました。そのためには、老年学の歩みも現在の社会現象にも関心を持っていただくことが必要です

10年前に『生涯現役「スーパー老人」の秘密』を上梓し、生涯発達の概念を知っていただこうとしたのもその気持ちの表れでした。

しかし、本書の序章にも書いたように〝スーパー老人〟が何かという定義を前書ではしていませんでした。〝意余まって言葉足りず〟で、私の生涯発達論はスタートしました。

以上の反省から、今回は私なりの〝スーパー老人〟の定義をすることから始めてみました。しかし、自分の書いていることが十分に意を尽くしていない思いは拭いきれ

ませんでした。

考えてみると、これは無理のないことともえます。生涯発達という用語が人口に膾炙《かいしゃ》してきたのは、この四半世紀にすぎません。この概念は、人格面と能力面の双方から形成されてきましたが、実証データが蓄積しているわけでもありません。

私が自らを無謀と自覚したのは、一つの著書で人格面と能力面の生涯発達を統合的（あるいは合成的）に論じようとしたことです。各々の分野の専門家から見るとかなり見当違いなことをしているのかもしれません。

ともあれ、結晶性能力の加齢変化が示しているように、人間は生涯発達する可能性を持っていることは疑いありません。室井さんのように、優れた人生の成果物を実らせた方々から、多くのことを学びます。しかし、生涯発達の条件には他人より優れた能力を持っているとか、傑出した業績を挙げたということは含まれません。このことは本書を読まれた方にはご理解いただけたと思います。

最近、〝健康寿命〟という言葉が氾濫しています。１９８４年ＷＨＯの専門委員会が高齢者の健康は生死や病気の有無ではなく、生活機能の自立度で見ることを提言して以来のことです。合言葉が〝寿命〟から〝健康寿命〟となったわけです。

いずれにせよ〝寿命〟が尽きる前に健康寿命は尽きるものです。尽きる前には他人のサポートを受ける時期もあります。しかし、他人のサポートを受けながら社会貢献をしている人もたくさんいます。百寿者を訪問すると寝たきりの方が大勢います。しかし、百寿者の方々は存在そのものが社会貢献なのです。

〝健康寿命〟が低下することと生涯発達することは、矛盾することではなく両立することなのです。

100歳超まで生きる遺伝子を持つ人間が、その可能性を最大に発揮できるようになった長寿社会を恨む人もいます。人生50年時代へのいわれなきノスタルジアです。この錯誤を克服するために、生涯発達理論へのアプローチが必須です。

二〇一六年一月吉日

柴田　博

■参考資料

日本における学際的老年学の足跡

日本は平均寿命も高齢化率も世界一なので、学際的な老年学の普及も世界有数だろうと錯覚されています。しかし、平均寿命50歳の壁を突破したのが欧米諸国より半世紀遅れであったことを認識しておく必要があります。成熟社会の仕組みと政策や文化をつくるための学際的老年学は、必ずしも世界をリードしてきたとはいえない面もあります。

ここで学際的な老年学の足跡をコンパクトにまとめてみました。学際的な老年学の先進国のアメリカの歩みと比較して、日本の特徴をまとめてみます。

1　1972年東京都老人総合研究所が設立された。これはアメリカの国立老化研究所（NIA）に2年先行した。これに象徴されるように箱物づくりは先駆的であった。

2　アメリカは1965年にthe Older Americans Act（高齢アメリカ人法）を制定し、全国の大学に老年学教育・研究費を投下し、人材教育に尽力した。しかし、日本にはこのような政策はなかった。

3　アメリカは国立老化研究所（NIA）設立の年に、高等教育老年学協会（AGHE）を設立して人材教育を体系化した。

4　日本では老年医学の講座づくりが先行し、ピーク時には全国の医学部の4分の1余に達した。しかし、アメリカは老年医学の教育の実践は各専門家のプロジェクトで行い、老年医学の講座はほとんどつくらなかった。

5　主専攻として、学際的老年学の学位取得できるのは、現在アメリカで修士100余、博士8の大学である。一方、日本では修士、博士いずれも桜美林大学のみでしか取得できない。

日本における学際的老年学の足跡

	日本	アメリカ（参考）
1937		加齢研究クラブ （学術的サロン）
1944		アメリカ老年医学会（AGS）
1945	終戦	アメリカ老年学会（GSA） 加齢研究クラブが母体
1959	日本老年学会 （日本老年医学会＋日本老年社会科学会） 現在は7学会に増えている	
1965		高齢アメリカ人法
1967		北テキサス大学修士課程
1972	東京都老人総合研究所 （養育院附属病院703床併設） 現在の東京都健康長寿医療センター	
1974		アメリカ国立老化研究所（NIA） 高等教育老年学協会（AGHE） 現在はアメリカ老年学会の一組織となっている
1989		南カリフォルニア大学博士課程
1990	国際長寿センター（ILC、日本＋アメリカ）現在17カ国	
2002	桜美林大学修士課程	
2004	桜美林大学博士課程	
2004	国立長寿医療研究センター	
2006	日本応用老年学会	
2009	東京大学高齢社会総合研究機構	
2015	桜美林大学老年学総合研究所	

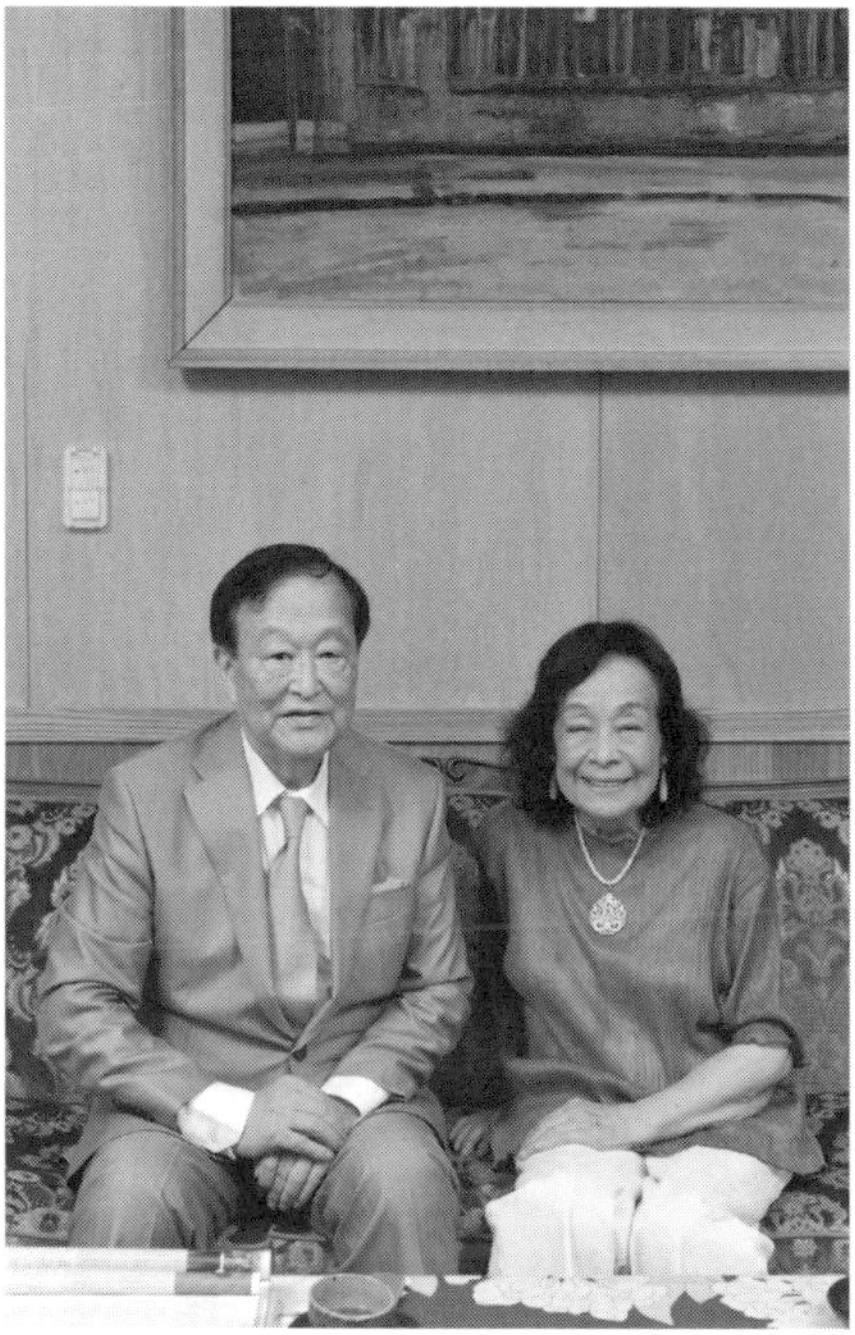
（2015.6.18. 東京・成城の室井宅にて）

「年を重ねただけで人は老いない。
理想を失うとき初めて老いる。」
サムエル・ウルマン

※サムエル・ウルマン 作山宗久（訳）
『青春とは、心の若さである。』角川文庫より

■参考文献（順不同）

神谷美恵子『生きがいについて』みすず書房、1966
木之下　晃、岩野裕一『朝比奈隆　長生きこそ、最高の芸術』新潮社、2002
古賀良彦、高田明和編『脳と栄養ハンドブック』サイエンスフォーラム、2008
佐藤眞一監修『「結晶知能」革命』小学館、2006
柴田　博『ここがおかしい　日本人の栄養の常識』技術評論社、2007
柴田　博『中高年健康常識を疑う』講談社選書メチエ、2003
柴田　博『中高年こそ肉を摂れ!!』講談社、1999
柴田　博『8割以上の老人は自立している！』ビジネス社、2002
柴田　博『メタボ基準にだまされるな！』医学同人社、2011
柴田　博、長田久雄編著『老いのこころを知る』ぎょうせい、2003
柴田　博、長田久雄、杉澤秀博編『老年学要論』建帛社、2007
柴田　博、芳賀博、古谷野　亘、長田久雄『間違いだらけの老人像』川島書店、1985
新開省二『50歳を過ぎたら「粗食」はやめなさい！』草思社、2011
杉澤秀博、柴田　博編『生涯現役の危機』ワールドプランニング、2003
鈴木隆雄『超高齢社会の基礎知識』講談社現代新書、2012

生活・福祉環境づくり21・日本応用老年学会編著（編集委員長　柴田　博）『ジェロントロジー入門』社会保険出版社、2013
高橋久仁子『フードファディズム』中央法規出版、2007
東京老人総合研究所編（編集長　柴田　博）『サクセスフル・エイジング』ワールドプランニング、1998
鳥羽研二『ウィズ・エイジング』グリーンプレス、2011
羽入辰郎『マックス・ヴェーバーの犯罪』ミネルヴァ書房、2002
原田信男『歴史のなかの米と肉』平凡社選書、1993
藤巻正生『機能性食品と健康』裳華房、1999
堀　薫夫『生涯発達と生涯学習』ミネルヴァ書房、2010
山本思外里『よりよく老いる技術』社会保険出版社、2012
アードマン・B・パルモア（奥山正司・秋葉　聰・片多　順・松村直道訳）『エイジズム』法政大学出版局、1995
エリク・H・エリクソン、ジョーン・M・エリクソン、ヘレン・Q・キヴニック（朝長正徳、朝長梨枝子訳）『老年期』みすず書房、1997
クリストファー・チャリブリス、ダニエル・シモンズ（木村博江訳）『錯覚の科学』文藝春秋、2011

ベティ・フリーダン（山本浩子、寺澤恵美子訳）『老いの泉』西村書店、１９９５
Butler R. N.,Gleason H. P. eds.: Productive Aging : enhancing vitality in later life, Springer Publishing Company, New York,1985
Palmore E. B .ed.: Normal Aging, Duke University Press, Durham, NC, 1970
Schrock M.M.: Holistic Assessment of the Healthy Aged, John Wiley and Sons, New York, 1980
Shibata H., Suzuki T., Shimonaka Y. eds.: Longitudinal Interdisciplinary Study on Aging, Serdi Publisher, Paris, 1997
佐藤眞一、高山　緑、増本康平編『老いのこころ、加齢と成熟の発達心理学』有斐閣、２０１４
Baltes P. B., Baltes M. M. eds.: Successful Aging: Perspectives from the Behavioral Sciences, Cambridge University Press, New York, 1990
高見澤たか子『いい年を重ねるひとりの暮らしかた』海竜社、２０１４
矢部　武『ひとりで死んでも孤独じゃない―「自立死」先進国アメリカ』新潮新書、２０１２
茂木健一郎『感動する脳』ＰＨＰ研究所、２００７
尾形和男編著『家族の関わりから考える生涯発達心理学』北大路書房、２００６
権藤恭之編『高齢者心理学』朝倉書店、２００８
吉行あぐり『あぐり95年の奇跡』集英社 be 文庫、２００２

篠田桃紅『一〇三歳になってわかったこと 人生は一人でも面白い』幻冬舎、2015
森 和代、石川利江、茂木俊彦編『よくわかる健康心理学』ミネルヴァ書房、2012
久保田 競『脳力を手で伸ばす』紀伊國屋書店、1983
宇野千代『行動することが生きることである―生き方についての343の知恵』海竜社、1988
室井摩耶子『明日をもっと素敵にする心の持ち方』マガジンハウス、2013
室井摩耶子『わがままだって、いいじゃない。―92歳のピアニスト「今日」を生きる』小学館、2013
柴田 博『生涯現役「スーパー老人」の秘密』技術評論社、2006
柴田 博『肉を食べる人は長生きする』PHP研究所、2012
柴田 博『なにをどれだけ食べたらよいか。』ゴルフダイジェスト社、2014
征矢英昭『フリフリグッパー』ワニブックス、2014
尾崎真奈美編『ポジティブ心理学再考』ナカニシヤ出版、2012
蝦名玲子『人々を健康にするための戦略ヘルスコミュニケーション』ライフ出版社、2013
前田キヨ子『歌ってリズム! 大人のアンサンブル』あおぞら音楽社、2007
糸川英夫『驚異の時間活用術』PHP研究所、1981
齋藤 孝『ユング―こころの秘密を探る「ヴィジョン力」』大和書房、2006

ジェイムズ・E・ビリン、K・ワーナー・シャイエ編（藤田綾子、山本浩市監訳）『エイジング心理学ハンドブック』北大路書房、2008
高田佳子『大人の笑トレ』ゴルフダイジェスト社、2015
﨑山みゆき著、長田久雄監修『シニア人材マネジメントの教科書』日本経済新聞出版社、2015
医療科学研究所監修『人生の最終章を考える』法研、2015
下仲順子編『老年心理学』培風館、1997
ジョルジュ・ミノワ（大野朗子、菅原恵美子訳）『老いの歴史―古代からルネサンスまで』筑摩書房、1996

柴田　博（しばた ひろし）

桜美林大学名誉教授・特任教授、
医学博士、日本老年医学会認定専門医、日本内科学会認定医

1937年北海道生まれ。1965年北海道大学医学部卒業後、東京大学医学部第四内科医員等を経て、1993年東京都老人総合研究所（現東京都健康長寿医療センター研究所）副所長（現名誉所員）。2002年桜美林大学大学院老年学教授、2011年人間総合科学大学保健医療学部長を歴任。

日本応用老年学会理事長をはじめ3つの学会の理事、5つの公益財団法人の役員を務めている。日本老年社会科学会名誉会員、日本老年医学会特別会員。

生涯をかけて学際的老年学の研究と教育に尽力。東京都知事賞、International Who's Who of Intellectualsなど国内外に受賞多数。専門書の他、一般向け啓発書も多数執筆。

ジェロントロジー・ライブラリー①　生涯発達の条件

スーパー老人のヒミツは肉だけじゃない!
～室井摩耶子に注目～

2016年5月10日　初版発行

著　者　柴田　博
発行者　髙本哲史
発行所　株式会社 社会保険出版社
〒101-0064　東京都千代田区猿楽町1-5-18
電話（03）3291-9841（代表）　振替00180-8-2061
[大阪支局]　〒541-0059　大阪市中央区博労町4-7-5
電話（06）6245-0806
[九州支局]　〒812-0011　福岡市博多区博多駅前3-27-24
電話（092）413-7407

落丁、乱丁のある本はおとりかえいたします。

 ISBN978-4-7846-0292-6 C0336